101 coisas para fazer antes de casar, engravidar ou envelhecer

Sarah Ivens

Sarah Ivens
101 coisas para fazer antes de casar, engravidar ou envelhecer

Tradução
Lourdes Sette

2ª edição

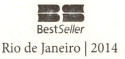

Rio de Janeiro | 2014

CIP-BRASIL. CATALOGAÇÃO-NA-FONTE
SINDICATO NACIONAL DOS EDITORES DE LIVROS, RJ.

192c Ivens, Sarah
2ª ed. 101 coisas para fazer antes de casar, engravidar ou envelhecer / Sarah Ivens ; tradução: Lourdes Sette. – 2ª ed.
– Rio de Janeiro: Best*Seller*, 2014.

Tradução de: No regrets : 101 fabulous things to do
before you're too old, married or pregnant
ISBN 978-85-7684-458-7

1. Mulheres – Guias de experiência de vida. I. Título.
II. Título: Cento e uma coisas para fazer antes de casar,
engravidar ou envelhecer.

12-0089   CDD: 646.70082
                                        CDU: 646.7–055.2

Texto revisado segundo o novo Acordo Ortográfico da Língua Portuguesa.

Título original norte-americano
NO REGRETS

Copyright © 2009 BY Sarah Ivens
Copyright da tradução © 2012 by Editora Best Seller Ltda.

Publicado mediante acordo com John Wiley & Sons International Rights, Inc
111 River Street, Hoboken, NJ 07030 USA

Capa: Igor Campos
Editoração eletrônica: Abreu's System
Imagens de capa: Shutterstock e iStockphoto

Todos os direitos reservados. Proibida a reprodução,
no todo ou em parte, sem autorização prévia por escrito da editora,
sejam quais forem os meios empregados.

Direitos exclusivos de publicação em
língua portuguesa para o Brasil adquiridos pela
EDITORA BEST SELLER LTDA.
Rua Argentina, 171, parte, São Cristóvão
Rio de Janeiro, RJ – 20921-380

Impresso no Brasil

ISBN 978-85-7684-458-7

Seja um leitor preferencial Record.
Cadastre-se e receba informações sobre nossos lançamentos e nossas promoções.

Atendimento e venda direta ao leitor:
mdireto@record.com.br ou (21) 2585-2002

Para Russell

*Como posso me arrepender de alguma coisa
quando tudo me levou de volta para você?*

Sumário

Agradecimentos 13
Introdução 15

GAROTA GLAMOUROSA

1   Aprenda a amar champanhe 21
2   Coma batatas fritas – sem culpa 23
3   Cante no karaokê 26
4   Deixe que um homem inapropriado mime você 28
5   Dê uma festa 31
6   Seja expulsa de uma boate 35
7   Coma sozinha em um restaurante chique 39
8   Compre joias para você 41
9   Dê todos os primeiros beijos que
    seus princípios morais permitirem 43
10 Aprenda a cozinhar algo excepcional 46

AMIGA DE VERDADE

11 Concorra consigo mesma, não com suas amigas 51
12 Seja criativa com sua generosidade 54
13 Ouça os sinais de alerta 56
14 Resolva assuntos pendentes 59
15 Ame sua família – convencional ou não 61
16 Explore os ensinamentos religiosos
    de uma tradição na qual não foi criada 64

17	Expresse gratidão	66
18	Seja simpática com os interesses amorosos de suas amigas	68
19	Mantenha as amizas íntimas por perto	71
20	Dê uma segunda chance a um ex-namorado... mas não uma terceira	73
21	Livre-se de amigos venenosos	75
22	Seja a primeira a se desculpar	78
23	Ouça sua mãe	80

AMIGONA AMANTE DA MODA

24	Vista sua melhor roupa em todas as ocasiões	85
25	Ame seu corpo	87
26	Esbanje em uma capa de chuva da Burberry	90
27	Compre roupa íntima sensual	92
28	Aprenda a fazer bem a mala	94
29	Obtenha ajuda profissional para comprar um sutiã	98
30	Aprenda a andar em saltos azulha de 7 centímetros	101
31	Encontre o jeans perfeito	103
32	Mostre as pernas	106
33	Sinta-se confortável usando Uggs	109
34	Use modeladores	111
35	Compre um vestido de princesa	113

AVENTUREIRA

36	Ande de caiaque em um lago fosforescente à meia-noite	119

37	Enfrente um desafio físico	121
38	Saia do canto do rinque de patinação no gelo	124
39	Acampe	127
40	Aprecie as mudanças de estação	130
41	Dance descalça na praia	133
42	Respire fundo no Parque Nacional Yosemite	135
43	Procure por estrelas cadentes	137
44	Faça uma viagem de carro	140
45	Alimente arraias	142
46	Faça um safári na África	145
47	Nade com tubarões	147
48	Esquie no inverno	151

VIAJANTE INTERNACIONAL

49	Faça uma viagem de trem inesquecível	157
50	Compre até cansar em Nova York	159
51	Mostre sua cidade natal para um visitante	162
52	Observe pessoas em Paris	164
53	Diga sim para uma noitada com os habitantes locais	167
54	Esbalde-se na Bourbon Street (mas não espere para ir lá durante o Mardi Gras)	170
55	Sente-se em Machu Picchu para contemplar	174
56	Deslumbre-se com o Taj Mahal	176
57	Tire férias diferentes	178
58	Passe uma noite inteira acordada em Las Vegas	181
59	Cace fantasmas na Inglaterra	185
60	Empanturre-se na Itália	187

MENTE LIVRE

61	Compre um vibrador	193
62	Passe um fim de semana inteiro na cama	194
63	Aprenda a falar a verdade, mesmo que ela doa	197
64	Monte em um touro mecânico	199
65	Demita-se do emprego que odeia	201
66	Reconheça suas conquistas	204
67	Ria de si mesma	207
68	Aprenda a meditar	210
69	Faça algo que a apavore	212
70	Seja um pouco hippie	214
71	Namore um homem que não faça seu tipo	218
72	Seja um dos caras	220
73	Coma uma carne exótica	222
74	Gazeteie	223

GEEK E CHIQUE

75	Decore citações de Grease – Nos tempos da brilhantina	229
76	Leia o livro antes de ver o filme	231
77	Tenha sempre à mão uma máquina fotográfica	234
78	Encontre um mentor	237
79	Seja uma mentora	240
80	Aprenda uma língua estrangeira	242
81	Mantenha um diário	244
82	Dê vazão ao seu lado travesso	247
83	Explore a coleção de discos do seu pai	249

84	Dedique tempo à sua avó	251
85	Guarde cartas antigas e escreva novas	254
86	Arrume um passatempo — só para você, só por diversão	257
87	Redescubra "Take on Me"	259
88	Entregue-se ao prazer de uma grande obra literária	262
89	Construa sua árvore genealógica	265

ESPECIALISTA EM BELEZA

90	Tenha um sorriso do qual se orgulhe	271
91	Faça as unhas com suas amigas	274
92	Depile (tudo) lá embaixo	276
93	Use filtro solar	278
94	Faça as sobrancelhas	280
95	Encontre o batom vermelho perfeito	282
96	Use lentes de contato	284
97	Pare de fumar	287
98	Volte à cor de cabelo de sua infância	290
99	Aprenda a ter uma boa noite de sono	293
100	Alongue os cílios	295
101	Peça a uma profissional para fazer sua maquiagem	298

Agradecimentos

Às pessoas que me ajudaram a completar esta jornada: Todd Shuster e Rachel Sussman, da Zachary Shuster Harmsworth. Vocês tornaram tudo divertido! Agradeço a Moira Millman por colorir minhas histórias.

Para as mulheres maravilhosas da Broadway Books que viram a relevância de minhas ideias e as promoveram: Ann Campbell, Rebecca Cole, Clare Swanson, Hallie Falquet, Ellen Folan, Anne Watters e toda a equipe. Não me arrependo de ter escolhido vocês!

A meus pais, que me ensinaram que a vida não é fácil, mas que cada obstáculo é uma oportunidade de aprendizagem para ser mais forte, gentil e corajosa. Obrigada.

Às inúmeras mulheres que contribuíram para este livro. É maravilhoso saber que estou tão bem-acompanhada.

Introdução

Passei meu 30º aniversário em um turbilhão de votos de felicidade, dança embriagada e alegria exuberante. Sentia-me simplesmente magnífica. Não houve momentos de introspecção do tipo "Ah, que droga, agora sou uma velha coroca", ou "O que fiz da minha vida?".

Até alguns dias depois.

Fazer 30 anos é legal, mas estar na casa dos 30 pode ser um pouco chocante. Assim que os balões de aniversário murcham e a ressaca toma conta, você se faz três perguntas: É só isso? Desperdicei tempo? Devia ter feito algo diferente? Os anos de experiência passaram e, de repente, você começa a se arrepender do que não fez – e não do que fez.

Felizmente, eu não era a única a me sentir assim. Muitas das minhas amigas, primas e colegas olhavam melancolicamente para suas taças meio vazias de *pinot grigio* no final da noite e se torturavam com os homens perdidos e as entrevistas que não deram em nada. Qualquer garota deve se arrepender daquele vestido curto demais que usou no casamento de um parente; do rapaz que beijou até ficar machucada por sua barba por fazer; ou do momento em que chamou sua melhor amiga de cachorra após algumas tequilas a mais, aos 20 anos. Céus! Sim, talvez não devêssemos ter feito tudo isso, mas éramos jovens e quem não fazia isso?

Para mim e para minhas amigas, os arrependimentos hoje significam oportunidades perdidas e não aproveitadas. Já passei por muita coisa nesta vida: o divórcio de meus pais, o meu próprio, amizades perdidas, corações partidos e penteados malfeitos. Porém, consegui aprender com tudo isso e me tornar uma pessoa mais forte, com mais compreensão e carinho com os outros e com um senso de prioridade. Portanto, essas tribulações não são do que me arrependo.

Me arrependo das oportunidades não aproveitadas. Me arrependo de ter gastado tempo com amigas falsas, das fofocas no escritório, de ter trabalhado para chefes cruéis. Me arrependo de ter sido refém de intimidadores e não ter feito minha voz ser ouvida.

Não me arrependo de nada que fiz. Me arrependo do que não fiz. Minha falta de ação. Você precisa mesmo agarrar a vida com ambas as mãos – os bons e os maus momentos – e dizer a si mesma: "Posso dar conta."

"O pior momento de minha vida foi ter dormido enquanto um cara que eu achava gato, durante a universidade, escalava a parede de meu dormitório para me dar um beijo de boa noite", lamenta minha boa amiga e eterna romântica Hayley. "Minhas colegas de dormitório tentaram me acordar para me contar a novidade – sim, ele também gostava de mim –, mas eu estava meio adormecida e, em vez de calçar os tênis e correr atrás dele, dormi. Na manhã seguinte, eu queria me matar de arrependimento, e ele ficou tão humilhado pelo gesto sedutor fracassado que nunca ficamos juntos."

"Isso não é nada", uma tagarela chamada Jane respondeu quando lhe contei essa história. "Pintei o cabelo de louro para minha festa de formatura, senti muito calor embaixo do secador e então entrei na piscina para me refrescar. Uma hora depois, meu cabelo estava verde... e caía em tufos quando tentei escová-lo. Queria tanto ter gastado dinheiro, como minhas amigas fizeram, indo a um salão de beleza! Perdi minha formatura!"

Quando ficamos em casa e perdemos a festa de nossas vidas, estávamos sendo chatas? Deveríamos ter dito ao homem no trem que estávamos a fim dele; ter visitado mais nossa tia-avó inspiradora antes de ela morrer; ido contra a maioria para defender aquilo em que acreditamos? Deveríamos ter ouvido mais atentamente as palavras de lorde Jon, do Bon Jovi, quando cantou "Vou viver enquanto estiver vivo/dormirei quando estiver morto"?

A bagagem de arrependimentos pesa muito e pode acabar com você. Precise você ou não explorar novos estilos, aprender a apreciar mais seus entes queridos ou reunir coragem para viajar pelo mundo, quero que você encontre motivação e encorajamento nas páginas a seguir. Somos todas capazes de ter vidas maravilhosas. Como um sábio me contou uma vez: "O passado acabou, o futuro é desconhecido, mas o presente é um brinde – abra-o."

Falei e incomodei, persegui e interroguei centenas de mulheres para descobrir o que podemos fazer para tornar nossas horas de vigília extraordinárias e nossas horas de sono pacíficas. Vasculhei meus tesouros de momentos de raiva e revolta para orientar você ao longo do caminho de arrependimentos mínimos. O resultado é uma lista *must-have* de coisas maravilhosas, importantes e valorizadoras da vida que você precisa fazer agora... antes de casar, engravidar, envelhecer, ou ficar cética quanto à sua capacidade de realizar mudanças.

Devia, seria, podia! Não fique matutando – faça.

Você não pode voltar ao passado e mudar tudo. Logo, vamos tentar fazer certo da primeira vez e tomar uma decisão: viver a vida sem arrependimentos.

GAROTA GLAMOUROSA

1 Aprenda a amar champanhe

Sim, ele é caro, e um descrente pode afirmar que é apenas mais um tipo de vinho branco espumante. Mas abra os olhos e veja a luz, porque um *flute* frio e revigorante de champanhe é a coisa mais deliciosa que jamais passou por seus lábios. O estouro delicado das bolhas caramelo passando pela língua e a sensação de efervescência à medida que elas dançam pela garganta abaixo vale cada centavo adicional.

O champanhe é a mais feminina das bebidas. Desde a primeira vez em que o provei, soube que nunca mais retornaria às taças de cidra e às canecas de cerveja de meus dias de estudante. Aquelas bebidas grandes e encorpadas combinavam com meus trajes universitários de camisas de rúgbi e jeans largos, mas, agora que sou uma profissional vivendo em Londres, eu mereço um toque de requinte.

Desde aquele primeiro gole, marquei minhas memórias mais incríveis com uma taça de espumante. As vésperas de anos-novos e os casamentos são escolhas óbvias, mas champanhe também é o caminho perfeito para nos deliciarmos em momentos mais particulares de verdadeira felicidade. Sempre que chego ao local onde desfrutarei férias muito merecidas, desfaço as malas e exploro um pouco. Em seguida, encontro o lugar perfeito (normalmente algum local com uma vista de tirar o fôlego e, idealmente, onde posso correr descalça pela areia) e abro uma garrafa. Respiro fundo e sinto todas as preocupações evaporarem.

Você também pode simplesmente tomar uma taça durante o dia (ou à noite) com suas melhores amigas. O espumante as fará felizes por estarem juntas, tenha a semana sido boa ou ruim. Foi assim que descobri que champanhe fica ainda melhor quando acompanhado de batatas fritas. Experimente.

Aprenda a amar esse velho luxo francês. Não beba champanhe como se ele estivesse saindo de moda – saboreie cada gole. Nunca o beba quente ou em um copo de plástico. E nunca o beba com pessoas que você não tolera – guarde-o para aqueles que você adora e, sobretudo, para você.

Enquanto bebe um *flute*, pense: tenho sorte. Esta é a bebida da Idade Dourada de Hollywood. Com uma taça de champanhe na mão, você percebe que o mundo é um lugar muito legal!

NÃO SOU A ÚNICA....

"Meus pais sempre foram muito apaixonados um pelo outro, e me lembro de vê-los se aprontarem para sair à noite, o que faziam uma vez por semana. Eles iam a um restaurante perto de casa para jantar e, mais tarde, dançar. Ao se preparar para sair, sentada à sua penteadeira, passando cremes e perfume e escovando o cabelo, minha mãe bebericava champanhe gelado no ponto certo, trazido por meu pai. Champanhe para mim sempre significará romance e amor verdadeiro."

Barbra, 40, recepcionista, Austin

"À medida que fui amadurecendo, passei a diminuir a ingestão de bebida alcoólica. Eu era capaz de sair e beber

vinho, depois cerveja, depois doses de outras bebidas...
Quando fiz 30 anos, decidi que minha cabeça – e minha
cintura – não aguentavam mais. Agora acredito em qualidade, não em quantidade. E sinto-me muito mais revigorada e mimada por tomar três taças de champanhe a
noite toda do que duas garrafas de vinho medíocre. E
minhas ressacas não são nem de perto tão dolorosas!"

Lucy, 32, escritora, Brooklyn

SE VOCÊ NÃO CONSEGUE APRENDER
A AMAR CHAMPANHE...

Escolha uma bebida para ser sua marca registrada, que a faça se
sentir imoral e fabulosa. Encontre algo que lhe agrade – uma
bebida que lhe permita se divertir sem se embriagar. Deve ser
uma bebida festiva, uma que as pessoas sabem que devem pedir assim que você entra pela porta. Se você gosta muito de
uma determinada fruta, descubra um drinque que a utilize
como ingrediente. Dane-se, procure um *barman* amável e peça
a ele que invente um drinque em sua homenagem! Se você não
bebe, explore deliciosos smoothies ou chás aromatizados para
obter um prazer especial.

2 Coma batatas fritas –
sem culpa

Neste mundo obcecado pela balança, é muito fácil despre-
zar os prazeres da culinária de nossa infância; milk-shakes de

chocolate, gelatinas, jujubas... e batatas fritas! A vida é curta demais para evitarmos essas tiras deliciosas de batata. Você pode ser uma magricela a qualquer momento, mas encontrar as fritas perfeitas é um prazer bom demais para perder.

Foi nas Ilhas Caimã que comi as fritas mais divinas. Planejei uma viagem para acabar com o estresse e fugir de um janeiro chuvoso em Nova York (cientistas chegaram à conclusão de que a terceira segunda-feira de janeiro é oficialmente o dia mais deprimente do ano, e essa viagem me ajudou a passar por ela!). Assim que cheguei à ilha, ouvi os nativos e turistas delirando por causa das batatas fritas em óleo de trufas e cobertas por queijo parmesão, preparadas pelo Periwinkle, restaurante do meu hotel. Sabia que elas tornariam minhas férias algo muito especial, então fui direto para lá. Os bastões dourados chegaram, e a cada mordida eu me animava mais e ficava mais perto dos portões do paraíso dos carboidratos. Crocantes por fora e, no entanto, deliciosamente macias por dentro. Com ketchup, sem ketchup. Com um gole de ponche de rum ou de água, as danadinhas eram excelentes.

No entanto, você não precisa estar hospedada em um hotel cinco estrelas no Caribe para saborear batatas fritas; elas têm o mesmo sabor delicioso em uma birosca engordurada quando se está de ressaca, ou em uma lanchonete com seus afilhados. Sim, precisamos ser sensatos e saudáveis, mas um pouco do que você gosta lhe fará bem.

NÃO SOU A ÚNICA...

"Batatas fritas me lembram de meus quatro irmãos. Todos os verões, íamos para a casa de meus avós na Carolina do Sul por mais ou menos um mês. Aos domingos, meu avô nos levava para Myrtle Beach para andarmos no calçadão e jogarmos videogames. Andávamos na montanha-russa e, depois, enquanto eu ainda me sentia ligeiramente tonta e enjoada, íamos para um quiosque e comíamos fritas até nos recuperarmos."

Jill, 28, garçonete, Charlotte, Carolina do Norte

"O que mais ouvi sobre como seria o dia de meu casamento foi que ele passaria depressa demais – e como as pessoas estavam certas! O meu passou em um piscar de olhos, um turbilhão de amigas, família, fotografias, brindes, presentes... tudo maravilhoso, mas me esqueci de comer. Ah, e de falar com meu novo marido! Graças a Deus existe serviço de quarto. Às duas da manhã, subimos para nossos aposentos, pedimos sanduíches e fritas, e fofocamos e rimos de tudo que fizéramos com todos os nossos entes queridos. Essa continua sendo minha refeição mais romântica."

Sarah, 33, escritora, Brooklyn

SE VOCÊ NÃO CONSEGUE DEIXAR DE SE SENTIR CULPADA POR COMER BATATAS FRITAS...

Que vergonha! Olha, temos de pensar em nossas cinturas e manter nossos corações saudáveis, mas também precisamos nos divertir. Se você não consegue se deliciar com frituras, por que não procura batatas fritas cozidas sem gorduras trans ou as assadas no forno? Experimente também batatas-doces fritas – elas têm um valor nutritivo muito maior do que as batatas fritas comuns.

3 Cante no karaokê

Com muita frequência, somos dominados pelo medo. Ele impede que façamos algo realmente divertido, se ao menos viermos a ter a coragem de tentar. Nada é mais engraçado – ou assustador – do que cantar na frente dos outros, sobretudo se você tem voz de taquara rachada. Mas se os tímpanos de todos aguentam, o que temer? Na pior das hipóteses, você fará as pessoas rirem e pegarem o cardápio de bebidas – e não há nenhum mal nisso!

Tive a sorte (ou a má sorte) de crescer em uma família karaokê. Sem o gene do constrangimento, meus dois irmãos e eu torturávamos alegremente meus pais por horas a fio. Depois, meus pais acabaram se viciando. Agora, toda véspera de ano-novo é festa na casa dos Ivens.

Assim que as pessoas pisam "no palco", não querem mais sair de cima daquele tapete no meio da sala de estar. Os aplausos, as aclamações, os gritos de encorajamento e momentos na ribalta são todos fascinantes demais para serem abandonados. Às vezes, temos de arrancar o microfone de alguma cantora fanática.

O que devemos lembrar com relação ao karaokê é que ele é apenas um pouco de diversão – ninguém espera que você seja uma Tina Turner e cante a todo pulmão uma música incrível. Trata-se de ser brincalhona, ter seu momento de glória, fazer as amigas rirem e libertar a deusa roqueira que vive dentro de você. Não deixe de fazer isso porque sua voz está longe da perfeição – simplesmente encontre uma canção que combine com você.

Descobri que o caminho é imitar uma estrela pop feminina. As músicas de Madonna, Janet Jackson e Debbie Gibson, por exemplo, são razoavelmente fáceis de cantar. Ou escolha um clássico que todos possam cantar juntos, camuflando seus guinchos. Os melhores para esse fim são "American Pie", de Don McLean, "Summer of '69", de Bryan Adams, ou qualquer uma do Guns N' Roses. A outra opção para os vocalmente incapacitados é pegar a estrada do rap. Uma colega minha faz uma versão impressionante de "Bust a Move" de Young MC (e ela não se importará se eu disser que não canta nada!) que empolga multidões.

Outras boas opções incluem "White Lines", de Grandmaster Flash and the Furious 5, e "Ice Ice Baby", de Vanilla Ice. Todos ficarão tão estarrecidos por você conseguir acompanhar a letra que ninguém se importará com a maneira como canta. Então, comece a pensar em uma canção que possa se tornar sua marca registrada e comece a praticar.

NÃO SOU A ÚNICA...

"Há um bar de quinta categoria fantástico em Chinatown, em Nova York, que tem karaokê à meia-noite. Você pode pedir um prato de massa oriental do restaurante vizinho, e todos que cantam ganham uma bebida de graça. Toda vez que eu e minhas amigas vamos lá, é a mesma coisa... brigamos para ver quem será a primeira. Então, cantamos nossa música favorita (*"Easy Lover"*, de Phil Collins) e somos fisgadas. É ótimo – conseguimos controlar a música!"

Enid, 24, estudante, Trenton, Nova Jersey

"Após me separar de meu marido há alguns anos, fiquei deprimida e achava difícil me divertir. Porém, minhas amigas foram maravilhosas e me obrigaram a sair com elas. O lugar mais seguro e próximo de meu santuário particular (meu apartamento) era um bar de karaokê. Uma música logo se tornou meu tema – "I Will Survive"! Cantei horrivelmente, mas como o sentimento era tão forte – sobretudo após umas e outras –, todas me incentivaram, e cantei com emoção. Agora, eu guincho essa música onde estiver, e ela me lembra do quanto já consegui fazer."

*Janice, 39,
recepcionista, Dunwoody, Geórgia*

SE VOCÊ NÃO CONSEGUE CANTAR NO KARAOKÊ...

Aprenda a dançar. Sua plateia ficará tão distraída com a combinação de rodopios, batidas de palmas e requebros que nem notará suas desafinadas. Ou encontre uma parceira que seja tão impressionante que você possa simplesmente relaxar e fazer os vocais de apoio, ganhando uma salva de palmas de qualquer jeito.

4 Deixe que um homem inapropriado mime você

Toda mulher merece ser arrebatada por um romance pelo menos uma vez na vida. Sim, deve ser apenas uma perda temporária de bom-senso e juízo, mas fixar-se em um garotão mais jovem que você, um ricaço mais velho ou um Casanova pode ser uma travessura, mas é bom.

Um garotão é ótimo para diversão e para fazer você se sentir jovem novamente – ele não terá os mesmos problemas e preocupações que os homens de sua idade. Sejamos francas: os relacionamentos tendem a nos transformar de pessoas confiantes e felizes em inseguras e nervosas – mas se você consegue um cara bem jovem (mas acima de 18 anos, por favor), ele ainda não terá tido namoradas-problema que o desvirtuaram. Ah, e talvez melhor de tudo: um namorado mais jovem pode atualizar seu iPod.

Os ricaços mais velhos são ótimos para os momentos de paixão porque esse relacionamento pode ser mutuamente benéfico: os de mais idade ficam felizes por serem vistos com uma jovem vistosa, e você deve gostar de ser tratada como uma dama (algo que infelizmente muitos homens se esqueceram como fazer).

Os Casanovas adoram as damas, começando pela própria mãe e irmãs, e depois passando por uma série que abrange todas as mulheres que encontram pela frente. Eles adoram peitões, peitinhos, cabelo comprido, curto, lábios vermelhos, biquinhos brilhosos, uma risada feminina e um olhar gelado – e fazem você se sentir o máximo. O problema é que eles também fazem todas as outras mulheres se sentirem o máximo. Contanto que você perceba isso e (a) não espere um relacionamento sério, ou (b) puxe da tomada sua tendência ao ciúme e conviva com o jeito paquerador dele, você estará bem.

Namore um desses tipos divertidos para viver emoções fortes. Mas termine esse jogo antes de ficar destrambelhada e solitária. Apenas um encontro deve ser o suficiente para fazer você perceber que, quando se trata de felicidade de longo prazo, não há nada errado no homem carinhoso que você encontrou e que a faz rir. Você não precisa de um estereótipo – apenas de um cara realmente bacana.

NÃO SOU A ÚNICA...

'Eu me sentia uma velha depravada quando comecei a sair com Fergus, o barman atraente do lugar que frequento muito. Ele tinha 21 anos, e me envergonho ao dizer que eu tinha 31 anos. Mas nós nos divertíamos muito um com o outro, e tivemos momentos sensacionais. Não compartilhávamos os mesmos gostos em termos de músicas, filmes ou livros, mas isso nos ajudou a manter a independência e o interesse um no outro."

Jenevora, 41, agente de viagem,
Southampton, Inglaterra

"Encontrei um homem 25 anos mais velho do que eu e fiquei enfeitiçada com sua atenção. Não me sentia tão nervosa ao me despir na frente dele como ficaria com um cara da minha idade, e por isso nossa vida amorosa foi muito mais excitante do que eu imaginara. Ele se sentia agradecido por estar comigo e, embora esse relacionamento não pudesse ter tido um equilíbrio saudável a longo prazo, meu coroa ricaço me ajudou a passar por um momento muito difícil de minha vida."

Wendy, 30, gerente de marketing, Los Angeles

SE NÃO CONSEGUE DEIXAR QUE UM HOMEM INAPROPRIADO MIME VOCÊ...

Mantenha o romance em todos os seus relacionamentos. Mimem um ao outro. Faça questão de falar com seu companheiro sobre algo além de trabalho, contas e tarefas domésticas. Isso parece simples, mas é fácil ficarmos presos nas minúcias da vida moderna e nos esquecermos da diversão. Vá com ele ao cinema assistir a comédias ruins. Toquem suas músicas favoritas dos anos de adolescência enquanto limpam a casa. Esqueçam a dieta e se empanturrem de hambúrgueres na lanchonete. Façam perguntas que expandam a mente e deem respostas que surpreendam: Quem interpretaria você em um filme? Que livro você desejaria ter escrito? Qual é a sua memória de infância mais querida?, e assim por diante.

5 Dê uma festa

Por que uma pessoa fantástica como você precisa esperar que alguém dê uma festa para você? Em primeiro lugar, as festas surpresa são superestimadas. Alguma amiga linguaruda sempre acaba deixando escapar, e adeus surpresa. E é muito gentil quando alguém se oferece para dar uma festa para você, no entanto, algo a preocupa: ela terá convidado as pessoas certas? Além disso, será que planejou uma noite que será a sua cara? (E você não pode expressar nenhuma dessas preocupações, porque ela está sendo um amor em fazer isso.) Você pode evitar muitos aborrecimentos se enviar os próprios convites e planejar o próprio evento.

Você precisa de um motivo para dar uma festa? Claro que não! Acho que as razões a seguir serão igualmente atraentes para seus convidados:

É julho, está frio, e precisamos de algo para levantar nosso astral.

É janeiro, é verão, e preciso aproveitar ao máximo o terraço.

Minha casa é nova, e preciso de vocês para me ajudar a
destruir o tapete.

É a noite da entrega do Oscar, então vamos rir juntas
dos vestidos.

É o domingo da final da Copa, e as calorias das pizzas
e das asas de galinha não irão contar se as comer-
mos juntas e na frente da televisão.

E, claro, a clássica: é meu aniversário, estou ficando
mais velha, e vocês precisam me ajudar a beber para
esquecer.

Ano passado, senti uma necessidade especial de comemo-
rar. Passava meu aniversário solteira pela primeira vez em dez
anos – e, para piorar, um de meus irmãos mais novos e a mulher dele acabavam de ter um menino fofo. Eu estava retroce-
dendo, enquanto todos ao meu redor estavam avançando, e
meu aniversário era um lembrete imenso disso.

Donna, uma amiga de infância muito querida, acabara de
passar por um término de noivado horroroso e também precisava de algo fantástico que a motivasse a seguir adiante. Como
nossos aniversários tinham três dias de diferença um do outro,
era óbvio o que devíamos fazer: dar uma festa.

Pedi a uma amiga artista que desenhasse convites elegantes,
os quais enviamos para as 150 pessoas mais incríveis, fabulosas
e adoradas de nossas vidas. Então, em uma noite agradável de
sexta-feira, no terraço da Soho House, acima das ruas agitadas
de Londres, celebramos estarmos envelhecendo juntas. E estarmos solteiras. E nosso amor por margaritas. Nos divertimos
das seis da tarde às três da manhã, e todos se esbaldaram (apesar de termos apenas um CD – felizmente um da Whitney!).

Você não precisa dar uma enorme festa animada. As pessoas adoram uma festa de qualquer tamanho. É uma desculpa para se embebedar, dançar as músicas que você nunca ouve tocadas em uma boate da moda, beber de graça e socializar com um monte de pessoas que você já conhece e de quem gosta. Que maravilha!

Após dar mais de cinquenta festas em minha vida, posso compartilhar um segredo mágico: tudo se resume à música e às pessoas. Assegure-se de que ambas sejam divertidas, legais e energéticas, e tudo o mais que vier é bônus. Planeje cinco drinques ou taças de vinho por pessoa (nada acaba mais com um evento do que a falta de bebida). E se você quer ser chique e servir canapés, calcule sete por pessoa – e um lanchinho à meia-noite sempre cai bem (pense em sanduíches de bacon, *bagels*, ou mesmo cestas de docinhos e xícaras de chocolate quente para o final). Emoções baratas em festas incluem organizar competições de dança ou bambolê à meia-noite e distribuir balões e saquinhos coloridos com balas e doces na saída.

Portanto, vá em frente; torne-se uma ótima anfitriã pelo menos uma vez na vida. Isso aumentará instantaneamente sua "fabulosidade". Não há emoção igual àquela que você sente quando as melhores pessoas de sua vida estão juntas e se divertindo por sua causa.

NÃO SOU A ÚNICA...

"Sou caseira – nunca fui uma frequentadora de boates ou de bares. Por isso, alguns anos atrás, aprendi que a melhor maneira de lidar com isso e permanecer sociável era transformar minha casa em uma estação de festas. E adoro isso... Qualquer desculpa serve para abrir as portas e começar a despejar ponche. Se a Oprah faz um programa memorável, dou uma festa só para mulheres. Se os Mets estão jogando contra os Yankees, é uma festa de cerveja e nachos. Comprei uma televisão de tela plana e uma geladeira imensa, e agora meu apartamento é o mais animado da cidade."

Clara, 32, gerente de marketing, cidade de Nova York

"Dar festas sempre foi a minha vocação. Minhas amigas acham que sou muito mandona, mas de uma maneira legal, o que significa que organizo pessoas para passarem momentos felizes. Levei isso às últimas consequências quando meu marido e eu nos mudamos para um casarão antigo, em estilo vitoriano, com um barracão no jardim. Convertemos o barracão em um pub todo equipado, com *jukebox*, caça-níqueis, bar e um globo espelhado no teto. Gosto de ser a rainha do pedaço, claro, mas o problema é que tornamos nosso pub tão fabuloso que nunca mais fomos convidados para festas. Todo mundo vem para nossa casa!"

Kathleen, 30, gerente de bar, Louisville, Kentucky

SE VOCÊ NÃO PODE DAR UMA FESTA...

Mesmo que você não tenha dinheiro para dar uma festa, ainda assim pode se tornar a organizadora dos eventos sociais de seu grupo de amigas. Todos precisam de um pouco de motivação – sobretudo no inverno, quando o clima é deprimente. Sugira uma saída à noite com as amigas. Organize uma lista de convidados em uma nova boate, ou descubra um lugar que esteja oferecendo uma noite só para mulheres onde as bebidas são gratuitas (ou duas pelo preço de uma, pelo menos). Leia o jornal local para descobrir o que acabou de ser inaugurado ou foi renovado, quando sua banda favorita está na cidade, ou quais são os eventos gratuitos – tais como noites de exibição de filmes ao ar livre – que acontecerão em breve e, depois, convide suas melhores amigas para irem com você.

6 Seja expulsa de uma boate

Veja bem, não sou o tipo de garota que perdoa comportamento antissocial e, apesar de britânica, não sou, de forma alguma, aquele brigão inglês típico que você conhece. Nunca fui favorável a chutar estranhos, vomitar em público ou gesticular obscenamente para transeuntes. No entanto, recomendo muito ser expulsa de uma boate pelo menos uma vez na vida.

Uma boate fabulosa é algo maravilhoso. Desde o Les Caves du Roy, em Saint-Tropez (o lugar da garrafa de champanhe mais cara que a idiota aqui já pagou), ao Tao, em Las Vegas (uma favorita da Britney, mas isso não depõe contra a casa), nada pode unir mais você e suas melhores amigas como uma noitada embaixo de um globo espelhado gigante.

A expectativa de uma noite fazendo algo mais do que ir ao cinema ou comer fora é inebriante. Não se trata apenas de chegar à boate e sacudir o esqueleto até a última música. Não, não, trata-se da expectativa, das horas gastas se aprontando – esquadrinhar o shopping no sábado para comprar a roupa perfeita, a preparação na frente do espelho (*experimenta*, *gira*, *repete*), realçar seu rosto com a combinação do olho esfumaçado perfeito e as maçãs do rosto bronzeadas, e pulverizar os pulsos com a fragrância mais sensual. Isso tudo seguido da margarita estimulante e uma girada pela sala ao som de Christina Aguilera, e você está praticamente pronta para dançar.

Quando você e seu grupo entrarem no local se pavoneando, fazendo todas as cabeças masculinas do lugar se virarem em sua direção, é hora de se comportar mal. Não há nada pior do que simplesmente ficar sentada demonstrando ansiedade, ou se apoiar no bar, esperando que o homem de seus sonhos puxe conversa. No entanto, por mais que sua Bridget Jones interior esteja ardendo dentro de você, faça com que ela se cale divertindo-se feroz e puramente.

Pule no estande do DJ e grite alto para suas melhores amigas, incendeie a casa noturna com uma rodada de Flaming Drambuies, ou ensaiem um número de dança antes e coletivamente dominem a pista de dança quando "Thriller" tocar. Já fiz isso, e foi maravilhoso. Em vez de esperar como uma abandonada por um homem que lhe pague um drinque, peça um e divirta-se muito, até as luzes apagarem – ou um segurança retirá-la da pista de dança e lhe mostrar a porta de saída.

Fui atirada para fora de uma boate duas vezes, mas, para dizer a verdade, uma vez teria sido suficiente. Na primeira vez, fui mandada embora por encorajar meu grupo de amigas a fazer um protesto sentadas no chão porque o DJ se recusava a tocar "I Think We're Alone Now", da Tiffany. A segunda foi por despejar um coquetel azul-elétrico em um homem (ou seja, um par de mãos) por ele ser um depravado nojento. Tentei argumentar que *ele é* que deveria ter sido colocado para fora, não eu, mas ele era frequentador assíduo e banqueiro –

dois fatores a seu favor, os quais o deixaram livre para passar para o próximo traseiro inocente.

Ambas as expulsões foram humilhantes por, hum, 15 minutos, e depois minha atitude "nada de arrependimentos" foi acionada, e achei as duas situações cômicas.

A razão principal para você não se arrepender de ser expulsa? É a maneira mais fácil de provar para seus filhos, netos ou seu amante que nem sempre você foi um exemplo de juízo e bom-senso! De que você, na verdade, certa vez foi tão rebelde e louca que as pessoas tiveram de retirá-la da toca de pecado delas.

É divertido ser expulsa, e a vida oferece muito poucas dessas diversões. Contanto que você tenha algum dinheiro para chegar em casa e que suas amigas saibam onde você está (avise-as com um aceno de mão enquanto estiver sendo arrastada para fora), aproveite.

Mas que fique bem claro que todas as expulsões devem ocorrer durante a juventude – uma mulher madura sendo expulsa de um lugar não é uma atitude rebelde, e sim uma situação patética. Faça-o enquanto for jovem. E não deixe isso virar um hábito – não recomendo ser expulsa de boates todo mês. Ninguém gosta de uma bêbada ou de uma presidiária.

NÃO SOU A ÚNICA...

"Tenho orgulho de dizer que fui expulsa de uma boate onde eu achava que era possível fazer de tudo e onde todo tipo de comportamento inapropriado era aceito – o Culture Club, na cidade de Nova York. Em uma ocasião, após muitas doses de Ronald Reagan, minha amiga e eu ficamos excessivamente animadas ao ouvir a canção "Mickey", de Toni Basil, e decidimos nos jogar nas costas de uns homens que passavam. Eles nos deixaram cair – nos esparramando – no chão. Então, me atirei nas costas de minha amiga, ela cambaleou em seus saltos altos, e nós duas desabamos no chão novamente, bêbadas e histéricas. Até mesmo a equipe de seguranças que nos arrastou e lutou conosco até a saída não conseguiu evitar que nos urinássemos de tanto rir. No dia seguinte, tínhamos hematomas por termos resistido, mas eles sumiram em alguns dias. Já as recordações que provocam risadas duraram anos e anos."

Andrea, 31, produtora musical, Los Angeles

"Após o término do meu casamento, passei alguns dias tratando de minhas feridas. Por fim, minhas amigas me disseram que já bastava e me levaram para fazer compras e depois dançar. Percebi o que havia perdido durante meus 20 anos – a oportunidade de me soltar, ficar bêbada e flertar, tudo enquanto fazíamos uma dança sensual! Sim, fui expulsa uma vez (por fazer uma dança erótica com uma pilastra, acredite se quiser), e por isso digo: não perca essa chance de se divertir."

Sara, 32, editora, cidade de Nova York

SE VOCÊ NÃO CONSEGUE SER EXPULSA DE UMA BOATE...

Descubra quem é o DJ. Mesmo que ele não seja uma beleza rara, ele é legal porque é o DJ. Se você não quer ser indisciplinada em público, dê sua própria festa animada, pois ela pode ser tão agitada quanto você desejar (sem estragar o tapete). Rigorosamente falando, você não pode ser expulsa de sua própria festa, mas pode ficar tão escandalosamente bêbada e ser tão baderneira que seu namorado, ou sua melhor amiga, a arranque da confusão e a coloque dentro de seu pijama e depois na cama.

7 Coma sozinha em um restaurante chique

Você se preocupa demais com o que os outros pensam? Aham! Todas nós nos preocupamos. Somos tão inibidas que ficamos paranoicas temendo a opinião das outras pessoas sobre nós.

Isso nos impede de viver tão livre e prazerosamente, ou mesmo tão praticamente, quanto devemos.

Até mesmo mulheres bem-sucedidas e independentes podem sentir que ir sozinhas a um restaurante as faz parecerem fracassadas e abandonadas. Essa noção gera noites demais diante da televisão com uma refeição de micro-ondas fedorenta no colo, ou sozinha em uma suíte de hotel durante uma viagem comendo um prato caríssimo do serviço de quarto.

Por que nos sentimos dessa forma? Você tem a sensação mesquinha de que se você se aventurar em um restaurante para jantar sozinha será alvo dos olhares de todos os presentes? O barulho dos talheres cessaria enquanto casais sussurrariam em sua direção, e os garçons – pensando que se você está comendo sozinha é porque certamente está à beira da loucura – ficariam de olho para o caso de você sair correndo sem pagar a conta?

Detesto ter de dizer isso, querida, mas você não é tão interessante assim. Ninguém está olhando para você (a menos que esteja usando um chapéu berrante; nesse caso, as pessoas provavelmente olharão) e muito menos interessado em lhe oferecer compaixão – todos estão ocupados demais com as próprias preocupações, problemas e alergias alimentares.

É muito maduro e sofisticado comer sozinha. Você escolhe o local, o vinho e se quer ficar por mais trinta minutos para degustar a sobremesa. E, na verdade, em vez de ser descortês, provavelmente o garçom irá mimá-la – uma mulher jantando sozinha é muito mais fácil de atender do que um grupo barulhento de 12 clientes.

Comecei a comer fora sozinha nos últimos anos, quando viajar pelo mundo *toute seule* me obrigou a escolher entre enfrentar meu medo ou ingerir muitos sanduíches em camas de hotéis. Eu sempre levo um livro ou uma revista, e uma arrogância confiante; e, menina, como comi bem! E realmente saboreio uma boa refeição sem nenhum drama.

A melhor parte é que, se você janta sozinha, não precisa dividir o suflê de chocolate!

NÃO SOU A ÚNICA...

"Na verdade, prefiro comer sozinha porque quase sempre limito o que como. Com minhas amigas, acabo pedindo acompanhamentos ou compartilhando uma garrafa de vinho, o que me deixa letárgica no dia seguinte. Sozinha, posso pedir algo saudável, sem que minhas amigas reclamem que estou sendo chata."

Karen, 32, funcionária de companhia de navegação, Miami

"É fácil imaginar que você será vista como uma esquisitona sem amigas por estar comendo sozinha, sobretudo em algum lugar elegante e para encontros românticos. Porém, a verdade é que, quando começar a fazê-lo, perceberá todas as outras pessoas que estão jantando sozinhas também. Por que devo me privar de uma boa carne no meu restaurante favorito após um dia de trabalho árduo porque meus colegas estão ocupados?"

Elizabeth, 38, representante de vendas de equipamentos médicos, Atlanta

SE VOCÊ NÃO CONSEGUE COMER SOZINHA EM UM RESTAURANTE CHIQUE...

Ainda assim aprecie suas refeições! Dedique-se cozinhando aqueles pratos que você viu sendo preparados em seu programa favorito de televisão. Não fique simplesmente sentada observando aqueles maravilhosos cozinheiros trabalhando enquanto você come comida processada e esquentada no micro-ondas. Compre alguns livros de receitas e dirija-se à cozinha. Cozinhar é mais fácil do que você pensa, e realmente alivia o estresse. Ou então vá a um restaurante e peça o prato mais barato do cardápio. Aqueles bancos no balcão foram projetados para os clientes solitários, e ninguém lhe dará uma segunda olhada. Simplesmente peça o prato e aproveite todo o tempo que você tem só para si.

8 Compre joias para você

Parece que as mulheres absorveram tudo de ruim que acompanha a ideia de trabalhar como um homem: horas extras, chefes desagradáveis, cabelos brancos prematuros e ataques cardíacos. Estamos trabalhando mais e por mais tempo, e mesmo assim – como demonstram as pesquisas –, quando temos um relacionamento, espera-se que as mulheres sejam as principais responsáveis por cozinhar, limpar a casa e cuidar das crianças.

Para lidar com toda essa carga pesada, precisamos de um pouco de brilho, e por que esperar por um homem para nos considerar merecedoras dele?

Se você precisa de algum brilho, satisfaça-se com seu próprio dinheiro – contanto que o tenha para gastar. Há algo muito moderno sobre se dar prazer presenteando-se com pedras preciosas. Não nego que haja algo mágico em ganhar uma joia de um ente querido, seja uma aliança de brilhantes de seu homem ou uma relíquia de família de seus pais. Porém, da mesma forma, há algo maravilhoso em se dar prazer: mostrar ao mundo que você trabalhou arduamente e que se ama por isso.

Portanto, se não há ninguém espreitando nos cantos com uma caixinha na mão e um olhar promissor, dane-se. Compre algo para si – provavelmente você tem mais bom gosto.

NÁO SOU A ÚNICA...

"Meu noivo acabou nosso noivado ano passado e, por alguns meses, eu não consegui tirar a aliança do dedo. Quando finalmente o fiz, minhas mãos pareciam desinteressantes e velhas. Então, peguei o dinheiro que havia separado para o vestido de noiva, fui até a Cartier e comprei uma aliança de casamento russa. É linda, e todas as vezes que olho para meus dedos vejo até onde já cheguei."

Kaye, 36, professora, San Diego

"Dou-me os parabéns quando compro algo – economizei, trabalhei muito, não dou aos homens o controle. Uma coisa que você devia esperar de um sujeito é que ele pague para você viver uma experiência. Um passeio em um balão é mais autêntico e real – e dirá mais sobre seu relacionamento – do que uma joia."

Chloe, 26, contadora, cidade de Nova York

SE VOCÊ NÃO PODE COMPRAR JOIAS PARA SI MESMA...

Pense que outros prazeres serão uma lembrança constante de que você tem valor e mérito. Para algumas mulheres, são os sapatos; para outras, simplesmente desfrutar de uma pilha de suas revistas favoritas todas as manhãs de sábado. Seja qual for a sua escolha, não se sinta culpada com o fato de se deliciar com algo. Sua recompensa é justa.

9 Dê todos os primeiros beijos que seus princípios morais permitirem

Quem não adora aquela sensação intensa de eletricidade experimentada quando alguém está prestes a nos beijar? O tremor começa nos joelhos e vai subindo, passa por suas partes indecentes até chegar ao cérebro confuso. Ah, fico tonta só de pensar nisso!

A melhor história que já ouvi sobre o primeiro beijo foi de uma querida amiga escritora, que teve muita sorte de viver um momento bem emocionante com um ator de primeira categoria. Lá estão eles num típico evento de Hollywood. Há champanhe, mas pouca comida, e muita conversa sobre roteiros enquanto todos olham curiosamente uns para os outros. O ator bonitão entra na sala. Ele é realmente tão bonito em pessoa quanto nos filmes – e mais alto do que minha amiga imaginava; então, é tudo de bom. Todas as mulheres ali dentro querem se aproximar dele, mas minha amiga tem uma desculpa para abordá-lo: começou a trabalhar para o empresário dele recentemente. Ela se empertiga toda, esperando que ele não ouça as palpitações de seu coração, e puxa conversa. Ele é amigável e tem um brilho irresistível nos olhos. Ela está inebriada.

Para sua felicidade, ele conversa com ela a noite inteira, encostando-a protetoramente contra uma parede e se inclinando para ela quando fãs e imitadores chegam perto. Após algumas horas de contato visual intenso e toques nos braços, minha amiga, calibrada pelas borbulhas de champanhe, toma coragem e pergunta: "Então, não vai me beijar?" Assim que as palavras escapam de sua boca, ela se arrepende. O que ela fez? Ele é um ator de cinema famosíssimo e maravilhoso, e ela está sendo bem ousada!

Ele se curva sobre ela. Ela sente os lábios dele em sua orelha e seu corpo firme perto do dela quando ele diz: "Nós nos beijamos a noite inteira – nossos lábios é que não se tocaram." E depois eles se beijam e beijam e beijam ainda mais (no dia seguinte, ela estava com a pele arranhada por causa da barba dele). Eles acabaram namorando e ele acabou se mostrando um canalha promíscuo; então terminaram, e ela teve centenas de outros primeiros beijos desde então.

Beijar é muito íntimo, mas não é como você pular na cama com qualquer João, José ou Ricardo que passe pela frente – você está apenas dando uns amassos. Desde que seja solteira, você nunca deveria deixar de parecer brincalhona ou namoradeira. Divirta-se e dê beijo de língua. Aproveite sua solteirice e aqueles raros momentos de atração mútua enquanto pode.

NÃO SOU A ÚNICA...

"Uma vez que esteja casada, você nunca mais poderá ficar se agarrando com mais ninguém, então faça-o agora. É legal porque você descobrirá quantos beijadores bons e ruins existem. Tive um atrapalhado que lambeu meu rosto todo. Você será feliz se casar com um bom beijador quando encontrá-lo e não tiver de passar pelos ruins de novo."

*Charlotte, 30, executiva da
indústria gráfica, Medford, Massachusetts*

"Beijei muitos rapazes – tive meus momentos. Agora que fiquei noiva, estou feliz por tê-lo feito, pois não posso mais dar primeiros beijos. Tive amigas que não beijaram muitos rapazes porque pensavam que era tolo ou vulgar, mas eu sei que elas se arrependerão mais tarde."

Amber, 24, professora de pré-escola, San Diego

SE VOCÊ NÃO PODE DAR MUITOS PRIMEIROS BEIJOS...

Descubra a paixão que existe nos livros de romances. De vez em quando, todos nós precisamos daquele sentimento de coração disparado e joelhos moles. Isso nos lembra de que estamos emocionalmente vivas. E também não se envergonhe de debulhar-se em lágrimas durante um filme romântico.

10 Aprenda a cozinhar algo excepcional

Não podemos todas ser *chefs* de primeira, mas é possível aprender um pouco passando apenas algumas horas na cozinha. Não estou falando de preparar sushi, ou fazer um *crème brûlée* – necessariamente. Porém, toda garota fabulosa deveria ter um prato que seja sua marca registrada para surpreender as visitas e também os futuros sogros.

Não me sinto à vontade na cozinha. Na verdade, desde que me mudei para Nova York, não usei o forno uma vez sequer (costumo guardar sapatos nele), e usei o micro-ondas algumas vezes para fazer pipoca. No entanto, se for realmente necessário, tenho uma carta na manga: um *moussaka* de lamber os beiços que aprendi a preparar há dez anos e tem arrancado elogios das amigas desde então. Não quero jogar confetes em mim, mas é delicioso. Isso prova que qualquer um consegue cozinhar. Só exige tempo e paciência.

Não exagere preparando um jantar de quatro pratos para seu chefe. Vá devagar. É aí que entra *aprenda a cozinhar algo – um prato – excepcional*. Se seu *pièce de résistance* é suficientemente sublime, ninguém notará a entrada comprada no supermercado e o sorvete que você joga na mesa como sobremesa. Peça à sua mãe – ou a uma amiga que por acaso também é uma fada do lar – algumas receitas de família. Faça-a gastar uma tarde ensinando-a como preparar algo delicioso e simples e anote todos os detalhes enquanto aprende. Escolha sempre os ingredientes bons e simples que sejam fáceis de encontrar o ano inteiro e não estourarão seu orçamento. Uma amiga me deu a dica de que enrolar filés de peito de frango com tiras de bacon os torna mais impressionantes e saborosos. E esse prato servido com molho de mostarda e cebola em uma travessa de purê de batatas rapidamente tornou-se uma comida de inverno reconfortante que minhas amigas pedem para eu fazer nas noites frias. Se você não tem ninguém por perto para ajudar, aninhe-se com um caderno e lápis e ligue a TV no canal de culinária. Se você acha que algo parece delicioso, é provável que suas amigas também concordem. Faça um teste, depois sirva-o algumas vezes. Se der certo, não demorará até todos saberem que seu prato é excepcional e seus jantares se tornarem disputados.

NÃO SOU A ÚNICA...

"Trabalho muito, mas adoro ter uma vida social durante a semana. Então, me tornei a senhora salmão. É o prato mais fácil do mundo de preparar. Porém, como peixe é considerado um banquete, minhas amigas se sentem paparicadas quando saio da cozinha segurando-o. Embrulhado em papel alumínio e mergulhado em suco de limão com alcaparras, o salmão – servido com salada e pão de crosta grossa – se tornou meu prato marca registrada. Fácil, mas delicioso."

Andrea, 32, coordenadora de publicidade, cidade de Nova York

"Adoro doces, e rapidamente descobri, após casar, que as sobremesas eram a única coisa que conseguia atrair meu interesse pela cozinha. Felizmente, meu marido também gosta de doces... Ele agora acha que casou com Rachael Ray (a famosa apresentadora de televisão americana que cozinha durante o programa), porque continuo fazendo bolos enquanto seus jantares vêm da seção de congelados do supermercado."

Danielle, 28,
pesquisadora de fotografia, Boston

SE VOCÊ NÃO CONSEGUE COZINHAR ALGO EXCEPCIONAL...

Aprenda a fingir bem. Procure comidas prontas no supermercado de seu bairro, mas adicione algo que lhes dê um toque caseiro. Acrescente ervas, molhos, temperos e condimentos. Sirva pão fresco e quente, recém-saído do forno (sim, você comprou o pão também, mas, se o aquecer por uns minutos, satisfará o mais exigente dos *connoisseurs*). *Voilà!*

AMIGA DE VERDADE

11 Concorra consigo mesma, não com suas amigas

Na escola, eu sentia muita inveja de quem era mais popular do que eu. Invejava as garotas que namoravam os garotos de quem eu gostava. Certamente, em meus primeiros empregos, não conseguia entender por que algumas de minhas colegas – que não eram tão entusiasmadas ou conscienciosas como eu – eram as queridinhas do chefe enquanto eu era deixada de lado.

Minha autoconfiança desmoronava e eu fofocava sobre minhas supostas rivais, mostrando um lado meu que me fazia sentir horrenda. Entrar em competição acirrada com outras podia me tornar uma pessoa horrível. Eu não era naturalmente uma megera, porém, decidi que não iria me tornar uma por causa de uma promoção ou da animação barata provocada pela popularidade.

Resolvi, perto dos 23 anos, parar de ter essas emoções sombrias e danosas de ciúme e rivalidade e me concentrar em superar meus limites e estabelecer meus próprios objetivos. A vida é uma longa corrida, e você deveria estar competindo apenas consigo mesma, ou melhor, com *a sua melhor parte.* Parei de olhar para fora e comecei a olhar para dentro.

Ainda sinto a dor aguda da inveja de vez em quando, é óbvio. Não sou santa. Quando esses sentimentos surgem, confronto-os diretamente e tento aprender com a pessoa cujas posses cobiço. Converta seu ciúme em um desejo de observar e absorver o encanto das outras pessoas. Elas notarão isso e lhe oferecerão mais – em vez de se sentirem ameaçadas.

Agora, quando as pessoas tentam competir comigo, a energia negativa delas me atinge no plexo solar como se me dessem um soco. Um comentário dissimulado ou um ataque sutil são capazes de me tornar consciente, de uma forma "amigável", de que alguém está fofocando sobre mim. É tudo muito desagradável, mas em vez de me deprimir, como acontecia no passado, continuo em meu caminho e sei que o carma vencerá.

As últimas palavras de Buda foram "Esforçai-vos com persistência zelosa". Levo muito a sério essas palavras. Todos nós deveríamos perseguir nossos objetivos pessoais com paixão e determinação, e não tirar o pé do acelerador quando ultrapassamos a pessoa que está ao nosso lado ou quando estamos ganhando mais do que nossos colegas de trabalho. Deveríamos continuar a lutar por nossas esperanças e nossos sonhos, olhando ao redor apenas para obter inspiração e conselhos, nunca para nos gabar ou nos vangloriar. Esforce-se para superar o cronômetro da esteira ergométrica durante a corrida matutina, desafie-se a terminar um livro a cada semana, dê-se um presente se você manteve a dieta saudável por um mês, mas mantenha suas amigas e colegas de trabalho fora disso. Há indivíduos que sobem na vida sendo o melhor que podem ser e há outros que o fazem colocando os demais para baixo ou tirando vantagem deles. Qual dos dois você deseja ser?

NÃO SOU A ÚNICA...

"Eu costumava ser daquele tipo muito competitivo. Estava sempre azeda porque não ganhava tanto quanto minhas amigas, apesar de trabalhar mais horas, ou porque não estava sendo recompensada por meus esforços e meu intelecto quando as pessoas ao meu redor pareciam estar. Isso me deprimia. Só quando parei de olhar para fora e passei a olhar para dentro foi que minha sorte pareceu mudar – e, de repente, era eu que estava recebendo os aumentos salariais."

Jill, 32,
programadora de sistemas, Columbus, Ohio

"Despreocupada, essa sou eu. Em todas as áreas, exceto no amor. Quando se trata de meus ex, sou supercompetitiva. No trabalho, sou capaz de parabenizar os outros e não ficar reclamando se o chefe prefere outra colega. Mas se vejo um ex com uma nova namorada no Facebook, e ela é mais magra do que eu, esqueça. Solto fogo pelas ventas. Preciso cuidar disso. A energia negativa é ruim para a minha saúde!"

Arabella, 27, assistente pessoal,
Sacramento, Califórnia

SE VOCÊ NÃO CONSEGUE CONCORRER APENAS CONSIGO MESMA...

Deixe sua inveja e seu espírito competitivo incentivarem você a melhorar sua situação – e seja aberta quanto a isso. "Queria ter seu cargo. Como você conseguiu essa promoção?" Fale com os que você inveja. Faça um esforço para gostar deles em vez de perder tempo reclamando deles. Enquanto você está olhando para a frente, para o que deseja, alguém estará atrás de você pensando que você possui algo que vale a pena ser invejado também!

12 Seja criativa com sua generosidade

Com muita frequência, associamos generosidade com dinheiro. Erroneamente pensamos que podemos comprar as pessoas com gentilezas materiais – um presente de aniversário caro ou talvez uma rodada extra de bebidas no bar. Tudo isso é ótimo, claro, mas é o significado por trás de nossa generosidade que realmente importa.

À medida que vivemos, passamos por situações financeiras diferentes das vividas pelas pessoas ao nosso redor. A pressão das colegas cresce quando chegamos à adolescência e aos 20 anos, e a necessidade de mostrar nossa generosidade pode causar problemas imensos. Porém, isso é totalmente evitável. Não sei quanto a você, mas os presentes dos quais me lembro mais são aqueles que mostraram um nível de investimento afetivo genuíno, não os que custaram mais caro.

É melhor dar nosso tempo e amor, não apenas nossas carteiras. Não vale a pena contrair dívidas para presentear. E você nunca deveria se sentir constrangida por admitir que "olha, estou economizando para comprar um apartamento/tirar férias/fazer um tratamento dentário; posso sair para jantar esta noite, mas podemos cada uma pagar a sua parte ou ir a algum lugar razoável que esteja dentro do meu limite?".

Isso não significa ser miserável ou pão-duro – isso é ser realista.

Uma grande maneira de mostrar generosidade sem gastar muito é escrever DEVOs: DEVO uma refeição caseira; DEVO uma noite de filmes de menininha e pipoca; DEVO uma massagem nos pés e pedicure... Algumas amigas me fizeram agrados semelhantes, e são maravilhosos e divertidos. Seja criativa com sua generosidade, e lembre-se, muitas vezes, de que o presente mais maravilhoso que você pode dar a outra pessoa é sua energia positiva. Para ajudá-la a entrar no clima, recomendo o livro *A profecia celestina*, de James Redfield, que discute como podemos fortalecer uns aos outros e tornar o mundo lindo doando generosamente nosso amor, tempo e boas vibrações. Seja conhecida como uma pessoa verdadeiramente generosa, não apenas como uma pessoa que pode esbanjar com presentes caros.

NÃO SOU A ÚNICA...

"Os diamantes podem ser os melhores amigos das garotas, mas, para dizer a verdade, adoro mais ainda os presentes pessoais que recebi de homens: um livro de poesia que ele sabia que eu iria amar, uma fotografia especial, uma viagem surpresa. Nada disso se compara financeiramente àquelas pedras grandes e brilhantes, mas se comparam em generosidade sincera."

Susannah, 35,
preparadora física particular, Dallas

"Não é vergonhoso economizar. Aprendi da pior maneira que ser generosa demais por me sentir constrangida gera problemas. Agradar um grupo de amigas falsas não compensou a dívida que acumulei no cartão de crédito. As verdadeiras amigas adoram você pelo que é, e não por causa de seu saldo bancário!"

Christina, 34, gerente de banco,
cidade de Nova York

SE VOCÊ NÃO CONSEGUE SER CRIATIVA
COM SUA GENEROSIDADE...

Escolha seus momentos! Algumas vezes você terá mais dinheiro sobrando do que em outras. Portanto, abra uma poupança na qual você possa fazer depósitos regulares para comprar presentes e cartões ou – quando tiver um dinheirinho sobrando – dar um presente de surpresa às pessoas de quem gosta. Adoro mandar presentes pelo correio sem motivo específico. Estes são os mais apreciados porque enfatizam que eu queria que minhas amigas tivessem algo especial, ou que eu simplesmente estava pensando nelas, não que minha generosidade fosse esperada por causa de uma data no calendário.

13 Ouça os sinais de alerta

Minha mãe sabia que algo não estava certo quando, aos 25 anos, se preparava para casar com meu pai. Ela percebeu os sinais de alerta. Todas as vezes que ele a decepcionava, fazia-a se sentir desvalorizada, flertava com outras mulheres ou não cumpria uma promessa, ela sentia esses sinais.

A mãe dela – minha avó – perguntou-lhe a respeito dos sinais. Eles sempre aconteciam no mesmo momento, no mesmo tipo de situação? Ela sabia o que eles significavam?

Bem no fundo, claro, minha mãe sabia, mas não queria ouvir. Ela queria um marido (um marido encantador e bonitão) e realizar seu sonho: uma vida normal com uma casa, um homem, segurança e, mais tarde, filhos. Apesar de sua sabedoria interna e das palavras inquietantes de minha avó, ela tapou os ouvidos e cantarolou para não escutar o som cada vez mais alto dos sinais de alerta dentro de si.

Por que ela não lhes deu atenção? Porque simplesmente optou por não ouvir. No entanto, quando os sinais ressurgiram – após alguns anos de casamento e de grosserias dele –, ela os reconheceu. Nesses anos, minha mãe conseguiu realizar um de seus desejos (eu!), mas todos os outros ficaram para trás. Seu marido encantador e bonitão acabou se transformando em um mentiroso infiel. E, embora naquela época tivesse um bebê e um filho de 6 anos de idade para sustentar, ela percebeu o sinal de alerta e pediu para ele ir embora. Minha mãe atendeu aos sinais, e nossa pequena família ficou muito melhor por causa disso.

Toda mulher percebe esses sinais nos momentos de grande risco ou distração, mesmo com relação a pequenas coisas: você realmente precisa dessa terceira barra de chocolate? Você está com tanta fome quanto seu estômago diz, ou está deprimida como esse sinal sugere? Hoje, paro, contemplo e escuto sempre que algo não soa muito bem. Alguns indivíduos transmitem sensações ruins, às quais presto atenção; dizem que sou uma boa avaliadora de caráter. Todas nós temos essa capacidade – precisamos simplesmente aceitar o que nossa alma está tentando dizer, através de vozes, intuições e sinais de alerta.

NÃO SOU A ÚNICA...

"Estava em um emprego havia sete anos e me sentia acomodada e indolente, apesar de ele me fazer infeliz. Então, houve rumores de mudanças e demissões, e o clima piorou, mas ainda assim, permaneci lá – mesmo quando me ofereceram um novo trabalho. Apesar de meu coração me dizer que caísse fora, fiquei parada, me convencendo de que não tinha energia para tentar algo novo. Quando tudo na empresa se desintegrou e fui forçada a sair, me repreendi por não ter ouvido os sinais. Estou feliz agora, mas foram necessários alguns anos para eu me sentir segura novamente."

Rudisha, 34, maquiadora, São Francisco

"No inverno passado, eu começava a procurar um novo desafio no trabalho e me ofereceram dois cargos diferentes. Um deles eu queria imediatamente – era perfeito –, mas meu chefe preferia que eu aceitasse o outro. Cedi, muito embora soubesse que seria mais feliz no outro cargo. Não segui minha intuição e gostaria de tê-lo feito. Segui o conselho dele, que ele dera egoisticamente, e paguei por isso. Atenção para os sinais de alerta!"

Julia, 35, gerente de projetos de informática, Rochester, Nova York

SE VOCÊ NÃO CONSEGUE OUVIR OS SINAIS DE ALERTA...

Encontre uma amiga digna de confiança que tenha apenas as melhores intenções no coração. Ela poderá agir como sua consciência e guiá-la para o fim certo quando você se sentir atolada na lama. Essa amiga não deve ser uma colega de trabalho (ciúme profissional pode surgir), ou alguém na mesma situação romântica que você (ela pode levá-la a terminar seu relacionamento para saber como é ficar solteira antes de fazer o mesmo, ou afastar você de um cara legal porque ela não quer ser a única solitária). Você reconhecerá um coração honesto quando encontrá-lo.

14 Resolva assuntos pendentes

Todo o mundo tem algo que, consciente ou inconscientemente, o impede de viver a vida plenamente – e, às vezes, de desfrutar de uma boa noite de sono. Sem enfrentar isso e agir, você continuará a ser perseguida por um assunto pendente.

Podem ser coisas pequenas que ninguém notaria, ou grandes, que o mundo todo espera que você perceba. Darei exemplos de ambos; as pequenas primeiro.

Recentemente, em uma viagem de férias, um sujeito fortão me ajudou a carregar minhas malas até o meu quarto. Presumi que ele fosse um porteiro cujo uniforme estava na lavanderia e aí lhe dei uma gorjeta. Erro constrangedor! Descobri imediatamente que se tratava de um hóspede prestativo que gostou de minha aparência (e me pergunto por que continuo solteira!). Por vários dias me escondi atrás das palmeiras ao vê-lo se aproximar. Mais tarde, arrasada pela incapacidade de me bronzear enquanto espreitava no meio da folhagem, decidi me desculpar. Ele riu e disse: "Não, sério, obrigado pelo dinheiro – tomei uma cerveja! Você sabe dar gorjetas." Rimos muito, e me senti uma tola por ter dado tanta importância a uma bobagem durante tanto tempo.

Após meu divórcio, descobri que um de meus amigos da universidade – aquele que eu considerava o destruidor de corações que deveria me dar uma segunda oportunidade – também acabara de se divorciar e estava solteiro. Procurei por ele e combinei um encontro uma noite. Estava solitária e queria ver se ainda havia alguma centelha antiga.

Passei horas me aprontando para o encontro – um corte de cabelo, vestido novo, muita conversa imaginária em minha cabeça – e, então, lá estava ele diante de mim. Uma versão ligeiramente mais gorda e careca do cara de quem gostei durante todos aqueles anos passados. Bebemos bastante para sufocar nosso nervosismo, e percebi com grande tristeza que ele não dera em nada. Ainda dependia no dinheiro do pai; nunca procurara fazer uma carreira; e nunca sequer se preocupara em tirar carteira de motorista. Que decepção esse Romeu de faculdade acabou sendo.

Nós nos beijamos no final da noite, porque é isso que se faz quando se está solteira, bêbada e com um homem de quem já se gostou, mas a centelha se apagara, e eu mal podia esperar para ir embora. Desejei-lhe felicidades e virei as costas, sabendo que nunca mais o veria novamente.

Por alguns dias, fiquei confusa por causa de nosso encontro. Teria sido melhor nunca tê-lo encontrado, ter vivido para sempre com uma fantasia do que poderia ter sido? Mas então percebi que, se eu ainda o desejava, nenhum outro conseguiria ter meu coração por inteiro, e encerrar aquele assunto pendente provavelmente seria o mais saudável que eu poderia ter feito por mim e pelo *verdadeiro* homem de meus sonhos.

NÃO SOU A ÚNICA...

"Você precisa chegar a uma conclusão definitiva, e às vezes isso significa ser a pessoa mais adulta e ser a primeira a pedir desculpas ou fazer a pergunta difícil. Mesmo se os outros agiram de forma terrível e você de maneira apropriada, confie em seu sentimento e em sua autoestima para resolver situações estressantes. A vida é curta. O tempo voa. Aos 20 anos, você acha que tem muito tempo para esquecer os acontecimentos ou tirar o máximo das pessoas, e que conseguirá lidar com os problemas mais tarde. Você não conseguirá. Faça isso agora."

Hillarie, 38, consultora de marketing,
cidade de Nova York

"Quando minha mãe estava morrendo, fiz tudo que podia, tudo que estava ao meu alcance para tornar os últimos dias dela felizes. Dirigia por cinco horas todas as segundas-feiras para visitá-la e falar com ela sobre sua vida. Era cansativo, mas quando por fim ela morreu, eu sabia que a agradara e não tinha nada do que me arrepender. Porém, tenho irmãos que não lidaram com a situação muito bem e não passaram tempo com ela antes de sua morte. Quando alguém morre, não há como voltar atrás. Resolva assuntos pendentes com alguém importante enquanto pode."

Jane, 61, dona de construtora,
Annapolis, Maryland

SE VOCÊ NÃO PODE RESOLVER ASSUNTOS PENDENTES...

Pelo menos tente resolver a situação em sua mente. Não empurre o assunto para um canto. Ele retornará para assombrá-la. Se uma pessoa ou situação a está incomodando, mas você sente que não pode enfrentar a causa, fale com um terapeuta ou um bom amigo sobre isso. Lembre: um problema compartilhado é um problema reduzido à metade.

15 Ame sua família – convencional ou não

O tempo em que a família era composta de uma mãe dona de casa, um pai forte, uma média de 2,4 filhos e um cachorro acabaram. Felizmente, somos mais abertos a respeito do que constitui uma família. Porém, nossa ideia moderna de uma família pode incluir pessoas que a lei não consideraria como tal: amigos, vizinhos e até os ex.

Desejo enfatizar que uma verdadeira família amorosa é aquela que escolhemos e fazemos. Não importa em que circunstâncias você nasceu, todos merecemos ter uma rede íntima de pessoas que nos amarão e apoiarão.

Quando me mudei para os Estados Unidos pela primeira vez, vinda da Inglaterra, não conhecia ninguém. Foi uma fase de solidão, e por alguns meses escondi minha solidão trabalhando o tempo inteiro e me cercando de fotografias de minha família e dos amigos que deixei no meu país de origem. Mas isso não era vida. Lentamente, comecei a encontrar pessoas e a perceber que a maioria delas era como eu: por razões profissionais, elas tinham sido atiradas em uma grande cidade, com seus familiares a centenas de quilômetros de distância. Decidimos nos tornar a nova família uns dos outros, e deles recebi o melhor da vida em família: apoio, confiança, amizade e alguém para ligar e me convidar para tomar uma xícara de chá se eu tivesse um problema.

Família. Você não aguenta viver com ela, mas não consegue viver sem ela. Porém, se alguém lhe oferece amor, uma casa e/ou o sobrenome, mesmo se você não tiver a mesma linhagem genética, seja educada e agradecida.

E, gente, nestes dias em que se casar várias vezes se tornou comum e as linhagens ficaram confusas, você acabará tendo de acolher abandonados e nômades em sua preciosa família. Faça-o com o coração aberto e honesto. O sangue pode ser denso, mas a água é refrescante, satisfatória e limpa.

NÃO SOU A ÚNICA...

"Não se sinta obrigada a seguir os rituais familiares se eles não a fortalecem como indivíduo. Os parentes podem ter laços sanguíneos, mas isso não significa automaticamente que eles têm as melhores intenções no coração. Eu agora tenho um pacto com meu marido. Se não queremos ir, então não vamos. Em vez disso, visitamos os amigos."

Donna, 49, consultora técnica, San Jose

"Minha irmã e eu fomos adotadas quando crianças, e durante minha adolescência – quando descobri esse fato –, fiquei confusa e zangada por não ter sido desejada por meus pais verdadeiros. Minha irmã teve uma reação diferente. Ela viu a adoção como um desejo desesperado do outro casal que não era ligado a nós por sangue e que simplesmente tinha um desejo de amar crianças. Ela me inspirou a ser grata todos os dias por meu grupo familiar não convencional."

Keren, 31,
compradora de joias, Little Rock

SE VOCÊ NÃO ACHA QUE O SANGUE É MAIS DENSO DO QUE A ÁGUA...

Abra sua mente. Toda família – qualquer que seja sua composição – merece apreço quando seus membros são unidos por laços de amor e respeito.

16 Explore os ensinamentos religiosos de uma tradição na qual não foi criada

Fundamentalmente, todas as religiões desejam e buscam o mesmo objetivo: contemplação, gentileza, respeito e um coração humilde. O que há de errado nisso? Seja qual for o livro em que você leu isso, seja qual for a língua em que você ouviu os ensinamentos sendo pregados, os princípios são os mesmos: seja bom, justo e ajude os outros.

Todos nós devemos abraçar os diferentes ensinamentos e as filosofias das religiões de nossos amigos, talvez até mesmo ir a um culto ou dois, para ver o que podemos aprender com eles. Por que limitar-se a um conjunto de regras quando gerações e gerações de bons pensamentos e crenças estão disponíveis para nós? Muito provavelmente você encontrará a sua verdade – e terá convicções mais fortes sobre certo ou errado – através da educação religiosa.

Ainda acho que os pais colocam uma pressão desnecessária nos filhos para se manterem fiéis a um determinado grupo religioso – e certamente não casar fora dele. Abra os olhos para o mundo, para as pessoas do mundo e para tudo o que pode aprender com elas. Podemos estar em caminhos diferentes, mas no fim das contas temos o mesmo objetivo: viver uma vida feliz, plena e repleta de amor e gentileza. Aprenda os diversos ensinamentos religiosos através de livros e cartas, de visitas a lugares de culto e de conversas com amigos sobre suas tradições.

Eduque-se para conhecer melhor suas ideias preconcebidas. Criada na Igreja Anglicana, me rebelei há algum tempo e me voltei para o budismo como uma forma de viver a minha vida.

Quanto mais lia, mais aprendia que Jesus e a Bíblia têm algumas histórias bem legais que não estavam tão longe do que Buda ensinou. Eu conseguia tranquilamente unir as duas práticas. Pegue os melhores aspectos de todos esses ensinamentos antigos e ignore as partes que não se encaixam em sua vida moderna.

NÃO SOU A ÚNICA...

"Cresci na Igreja Ortodoxa Oriental e, por meu pai ser engenheiro do NYC Transit Authority, uma das principais vias de integração dos imigrantes na época, fui exposta a todas as religiões. Os melhores amigos de meus pais eram hindus, mulçumanos e batistas. Meus melhores amigos são mulçumanos, católicos, protestantes, judeus, ortodoxos etc. Às vezes, passamos horas em debates sobre política e religião, frequentemente acompanhados por quantidades abundantes de café turco."

Olga, 44, artista, cidade de Nova York

"Na faculdade, fiz um trabalho acadêmico que envolvia participar da Igreja Batista Sião em um culto de domingo de manhã. Sou presbiteriana, o que significa nada de bater palmas, ficar em pé ou falar fora de hora durante o serviço sucinto de uma hora de duração. Eu não estava preparada para o serviço de quatro horas com cantos, danças e muita animação da Igreja Batista Sião. Adoro minha igreja, mas fiquei tão impressionada que nunca esqueci aquele dia. Todo mundo deveria experimentar algo novo pelo menos uma vez. Há muito a aprender e apreciar."

Hallie, assistente editorial, cidade de Nova York

SE VOCÊ NÃO PODE EXPLORAR
OUTRA RELIGIÃO...

Analise a fundo sua maneira de pensar. Decida que mantras e lições você vai levar pela vida e que dogmas pode descartar.

17 *Expresse gratidão*

Desculpe pode ser a palavra mais difícil de dizer, mas frequentemente um simples *obrigada* também é complicado. Será que expressar gratidão revela uma determinada fraqueza ou carência?

Quando outros mostram generosidade ou gentileza, não acredito que eles estejam fazendo isso pelos agradecimentos, mas você não pode subestimar o poder de um sorriso, ou de uma palavra amigável, para aquela pessoa. Você já segurou uma porta para alguém sem receber um agradecimento? Como se sentiu? Como se você não devesse ter se importado, certo? Perceba esse ligeiro vislumbre de raiva e decida que jamais colocará uma pessoa bem-educada na mesma situação.

Uma mensagem de agradecimento é um grau mais elevado de delicadeza; um telefonema também é um agrado. Certifique-se de anotar os presentes de aniversário e Natal para saber a quem agradecer e pelo quê, quando estiver entre os pedaços rasgados de papel de presente.

Com relação aos eventos realmente importantes da vida, quando alguém a apoiou, você deveria expressar gratidão em níveis mais profundos do que palavras. E não estou falando do nível financeiro – claro, uma garrafa de vinho pode ser ótimo para quem a recebe, e se você tiver dinheiro, esbanje –, mas quero dizer expressar agradecimento ouvindo o conselho da pessoa, aceitando suas palavras e apreciando sua amizade. Se alguém sai de seu caminho para ajudá-la, você precisa reconhecer isso.

Você também devia expressar gratidão a si mesma. Tudo que você é ou se tornou é um reflexo de sua força, sabedoria e jornada. Então pare e diga obrigada para o espelho de vez em quando e se recompense. Presenteie a si mesma com um chocolate, uma massagem, uma noite de sono mais longa. Se você teve um dia difícil, agradeça a si mesma pelo trabalho árduo tomando um banho de banheira com espuma.

Não custa nada sorrir. Não custa nada expressar gratidão. Trate os outros como você gostaria de ser tratada, e não haverá erro.

NÃO SOU A ÚNICA...

"Se há alguém em sua vida que lhe ensinou algo valioso, assegure-se de dizer isso a ela, porque você desejará tê-lo feito quando for tarde demais. Tive um mentor em minha carreira com quem aprendi muito. Quando ele se aposentou, eu lhe disse: "Obrigada por entrar em minha vida." Significou muito para ele, e eu tive muito sucesso em meu trabalho por causa de tudo que ele me ensinou. E aceite a gratidão com boa vontade. É bom receber. Não diga que seu gesto gentil não foi nada. Ele foi muito."

Jill, 45, professora, Cleveland

"Durante a minha adolescência e começo da vida adulta, era tão tímida que não conseguia falar "obrigada" – não conseguia dizer a palavra. Ano passado, tomei uma decisão bem ponderada de ser mais gentil, de saber mais sobre as pessoas e seus sentimentos. Aprendi a verbalizar meus agradecimentos por pequenos e grandes gestos. Assim que comecei a dizer obrigada, as pessoas mudaram a atitude comigo, e a energia negativa ao meu redor se tornou positiva. Uma grande mudança!"

Christine, 43,
executiva de relações públicas, Calgary

SE VOCÊ NÃO CONSEGUE EXPRESSAR GRATIDÃO...

Pratique. Investigue mais. Por que você tem tanto medo de mostrar sua vulnerabilidade ou de aceitar a ajuda de outros? Você é tão tímida assim ou simplesmente mal-educada? Se for a segunda opção, tsc-tsc-tsc – aprenda a ter bons modos. Mesmo que educação não seja algo natural em você, a mudança de atitude das pessoas com relação a você a motivará a tornar os bons modos uma parte de sua vida. E se você é simplesmente orgulhosa demais, supere isso. Não há problema em precisar de ajuda – todas nós precisamos em algum momento na vida. Apenas se assegure de que você valoriza a ajuda recebida.

18 Seja simpática com os interesses amorosos de suas amigas

Isso pode ser mais difícil do que você pensa. Aos seus olhos, sua amiga é elegante, inteligente e bonita, e merece alguém do mesmo nível – esse cara simplesmente pode não ser suficientemente bom para ela. Porém, a vida não é como nos romances de Jane Austen, nos quais todos combinam perfeitamente, igual com igual.

Talvez o novo homem dela tenha encantos ocultos: ele pode não ter o melhor emprego do mundo, mas talvez prepare o banho dela após um dia estressante e tenha sempre seu sorvete favorito na geladeira. Antes de julgá-lo indigno, tente enxergar o que ela vê nele.

Outra razão possível para você não aprovar o amante voluptuoso dela é que – ousa admitir isso? – você está com inveja. Você está solteira (ou pior ainda, presa em um relacionamento capenga), e a nova felicidade dela é como um soco no estômago. Você gostaria que ela fosse um pouco solitária, como você. Dessa forma, você sempre teria alguém para ir ao cinema nas noites de sábado.

Ora, saia dessa. Estive nas duas situações e nenhuma é saudável; ser simpática com os homens casuais que entram e saem das vidas das amigas gasta menos energia do que desaprová-los. Diga a ele as coisas gentis que sua amiga diz sobre ele, pergunte sobre seu emprego, mostre-se interessada nos times pelos quais ele torce. Simplesmente seja simpática. E se você está solteira, seja amiga dele para poder obter acesso a seus amigos solteiros. Opine se sua amiga lhe pedir, mas lembre-se: ela poderá casar com esse cara! Ele poderá ficar para sempre por perto, e é mais provável que sua negatividade gere uma divisão entre você e sua amiga do que entre o casal feliz.

NÃO SOU A ÚNICA...

"Meu círculo todo odiava o namorado de nossa amiga. Ele tinha o hábito nojento de assoar o nariz na manga da camisa e, se alguma vez usava um lenço, deixava um rastro de muco para todo lado. Ficávamos com vontade de vomitar. Falamos com ela sobre esse hábito sujo de uma forma brincalhona, por sabermos que ela estava deslumbrada, e porque fizemos isso de uma forma muito delicada ela não se zangou. Ela falou com ele; ele parou... E agora podemos apreciar o lado ingênuo, gentil e encantador dele que ela enxerga."

Joanna, 28, dançarina,
cidade de Nova York

"Eu não conseguia ver os encantos do namorado de minha melhor amiga de jeito algum – e no começo, nem dava a mínima atenção para ele. Porém, mais tarde, percebi que ele era muito bom para ela, a felicidade dela era algo que ambos apreciávamos e, por isso, o respeitei. Não nos tornamos amigos, mas tenho de confessar que gosto dele. E, de fato, é bom que não o ache encantador e não o esteja desejando secretamente, pois *isso* estragaria nossa amizade!"

Katie, 29, garçonete,
Kentwood, Louisiana

SE VOCÊ NÃO CONSEGUE SER SIMPÁTICA COM OS INTERESSES AMOROSOS DE SUAS AMIGAS...

Há dois métodos diferentes para lidar com isso: (1) afaste-se da situação completamente; ou (2) se houver algo que a incomoda com relação a ele, aconselhe-se com pessoas neutras. Coloque as cartas na mesa e peça-lhes que a ajudem a decidir se você está agindo por interesse próprio ou defendendo os interesses de sua amiga. Se ele realmente é um mau-caráter que precisa ser expulso, diga à sua amiga uma vez – sem crítica – e depois deixe-a decidir.

19 Mantenha as amigas íntimas por perto

Nunca pensei que isso fosse acontecer, mas de repente minhas amigas de infância e eu estávamos todas crescidas e tomando rumos diferentes. Fui a primeira a criar as dificuldades, claro, quando deixei Londres e me mudei para Nova York. Desde então, algumas amigas tiveram filhos, e ficou mais difícil manter contato com elas.

É estranho que, após anos compartilhando momentos, cuidando umas das outras e passando por delicados sentimentos de inveja e insegurança na adolescência, nos encontremos distantes daqueles que mais amamos.

Encontrar assuntos em comum – e tempo para discuti-los – pode parecer um fardo, mas vale a pena o esforço. As amigas são reflexos de nós mesmas, elas enfatizam aonde queremos ou não chegar, ou onde sonhamos algum dia estar. Tenho dificuldade em me ajustar às gravidezes de minhas amigas. Em vez de deixá-las saírem de minha vida, fico tentando fazer o que elas fizeram quando me mudei para um lugar a milhares de quilômetros de distância. Admiro sua coragem, continuo interessada pelas novidades e passo horas lembrando todos os momentos felizes que passamos juntas.

Crescemos, mudamos, e nossos valores mudaram, mas os bons amigos devem ser capazes de superar essas tempestades da distância e das mudanças de estilo de vida. Em vinte anos, quando as crianças crescerem, precisaremos de alguém com quem dar risadas. Como a terapeuta Elizabeth Foley colocou tão elegantemente: "A descoberta mais bonita que os verdadeiros amigos revelam é que eles podem viver separados sem se distanciarem uns dos outros."

NÃO SOU A ÚNICA...

"Minha melhor amiga se tornou uma pessoa diferente desde que teve o primeiro filho. Agora, ela só fala sobre ele, não comparece mais à noitada das meninas e acha que todas que não são mães estão desperdiçando suas vidas. Mas sou paciente. Conheço-a muito bem – sei que por baixo de suas críticas está uma mulher com pavor do fracasso. Vou apoiá-la quando ela desejar se abrir."

Gina, 32, corretora de imóveis, Trenton, Nova Jersey

"Minha melhor amiga da escola revelou publicamente que era lésbica há alguns anos; e nós duas sofremos muito com isso. Claro que foi ela que teve de superar grandes traumas e mudanças, mas pensei muito sobre como isso mudaria nossa relação. As circunstâncias podem mudar, mas ainda assim, lá no fundo, as pessoas são as mesmas. Agora, vamos uma semana a bares de lésbicas juntas e, na seguinte, caçamos homens. Tudo isso me tornou mais aberta em todas as áreas de minha vida, e sou grata por isso."

Susie, 32, professora, Los Angeles

SE VOCÊ NÃO CONSEGUE MANTER AQUELAS AMIGAS POR PERTO...

Mantenha a esperança de que vocês voltarão a ser amigas novamente, mas não fique sem amigas enquanto espera. Faça novas amizades que tenham mais a ver com você nesse momento de sua vida. Aceite sair para tomar drinques com colegas após o trabalho e organize férias saudáveis com suas companheiras de pilates.

20 Dê uma segunda chance a um ex-namorado... mas não uma terceira

Quando me separo de um namorado, sinto como se tivessem partido meu coração e me dado um soco no estômago. Não é nada boa essa situação de fim de romance.

Deve ser essa a razão, querida leitora, por que é tão tentador dar uma segunda chance a um namorado. Namorar é difícil. Todas nós temos uma lista de critérios na qual queremos que nosso parceiro se enquadre, e o fato de que você costumava sair com aquele cara significa que, em algum momento, ele deve ter tido as qualidades desejadas. Nesse meio-tempo, os novos homens que você conheceu foram muito baixos, egocêntricos, pouco comunicativos, preguiçosos, pobres e instáveis – e assim por diante.

Dessa forma, quando o ex liga para você após alguns meses e diz que está com saudade e que mudou, seu coração praticamente salta do peito e sai correndo para o apartamento dele. Após ter estado tão pesado dentro de sua caixa torácica por tanto tempo, seu coraçãozinho está sedento por um pouco de carinho. Um ex parece ser a opção fácil e confortável. Você experimentou homens novos – diacho, até dormiu com alguns –, mas ainda não sabe lidar com as idiossincrasias deles (ou com os corpos) e tudo parece ser muito trabalhoso.

Então, você aceita o ex de volta em seus braços – e em sua vida. Ele diz que mudou – e certamente parece agradecido e humilde. Ele liga para você quando diz que vai ligar, é pontual, até compra flores e parece ouvir o que você está dizendo sem olhar para outro lugar distante ou para alguma garota gostosa. Isso é fantástico. Valeu a pena arriscar.

Mas valeu mesmo? Fique de olho em como as coisas evoluem. Evite voltar aos velhos hábitos. Vocês dois precisam trabalhar arduamente para pararem de cair nos mesmos padrões de comportamento e nas rotinas que os tornaram infelizes antes. Mantenha contato com suas amigas, conserve os passatempos que começou enquanto estava só, continue tirando pequenas folgas e alguns dias de férias (mesmo que, no fundo, você deseje passar o fim de semana na cama com ele). Permaneça independente desta vez, só para o caso de ele vir a partir seu coração novamente. Ele pode ser o homem certo e ter mudado, mas você está mais velha e sábia e deve agir como tal. E se ele a tratar mal de novo, que seja a última vez. Todo mundo merece uma segunda chance, mas alguém que menospreza seus sentimentos e não a coloca em primeiro lugar não merece uma terceira.

NÃO SOU A ÚNICA...

"Se o relacionamento acabou de forma amarga duas vezes, por que arriscar uma terceira? Aceitei meu ex de volta duas vezes depois que ele me traiu, e por isso ele achou que podia me enganar de uma forma ainda pior. A terceira vez foi a mais devastadora de todas. Ainda não consegui superar um término tão doloroso, muito embora tenham se passado dez anos e eu já esteja casada e com três lindos filhos. Pau que nasce torto morre torto."

Maria, 34, diretora de fotografia,
Hoboken, Nova Jersey

"Um ano após me separar de meu namorado, ele começou a ligar e escrever implorando por uma segunda chance. Mantive-o esperando por seis meses. Queria ver se ele realmente me desejava ou se só estava passando por uma fase de seca e eu era a opção mais fácil. Desde o dia em que concordei em vê-lo novamente, ele tem se esforçado muito para que o relacionamento dê certo. E estamos fazendo dar certo. Ele está consciente de que se alguma vez voltar a me tratar mal, não terá outra chance comigo."

Barbra, 34, médica, Filadélfia

SE VOCÊ NÃO CONSEGUE RESISTIR A ACEITAR SEU EX DE VOLTA UMA TERCEIRA VEZ...

Não espere que sua família e seus amigos sejam tão compreensivos e solidários quanto foram da primeira e da segunda vez que ele partiu seu coração. Às vezes, é fácil enxergar uma situação com clareza quando não se está nela. Aqueles que a amam provavelmente verão que ele não é o homem certo para você e que ele vai magoá-la de novo, enquanto você ainda está feliz e perdida em um mundo de fantasia. Se precisar dar uma terceira chance, faça-o se esforçar para isso. É melhor que ele a trate como uma princesa; caso contrário, o carma o derrubará no final. Bem-feito!

21 *Livre-se de amigos venenosos*

Bons amigos são difíceis de encontrar. Amigos verdadeiros, leais, energéticos, gentis, atenciosos e engraçados são ainda mais difíceis. Empenho-me para manter meus relacionamentos íntimos porque amigos são o sal da terra.

Amigos ruins podem fazer seu mundo andar devagar. Um grande amigo meu, James Arthur Ray (o especialista bonito de *O segredo* e a estrela de rock da transformação pessoal), me ensinou muito sobre isso. Sua filosofia é que alguns amigos são venenosos e, embora nunca o admitam, adoram colocá-la para baixo, mantê-la para baixo e fazê-la sentir-se inferior. Isso não os torna detestáveis. É humano.

Assim que você começa a tomar conta de sua vida, aceitar desafios, tomar coragem, lutar por seu espaço e melhorar sua existência, algumas pessoas ao seu redor não conseguem lidar com isso. Você se torna uma lembrança que anda, fala e respira de algo que eles não conseguiram alcançar. No momento em que uma amiga começa a ficar contra você porque sua dieta está indo bem e você já perdeu cinco quilos, ou conseguiu uma promoção no trabalho, ou arranjou um namorado gostoso que a adora, entenda que isso diz mais a respeito dela do que sobre você – e não duvide de si mesma e do que está fazendo.

Você precisa controlar a situação antes que a maldade corroa seu espírito. A princípio, tente o confronto. Diga: "Sei que você está tendo problemas com as mudanças em minha vida, mas sou sua amiga e você é minha amiga. Por favor, me apoie (e pare de me apunhalar pelas costas)."

Se essa abordagem não funcionar e sua amiga não mudar o comportamento com você, ela precisa de análise, e você, fazer novas amizades.

Parece duro, mas é verdade. Quando você atinge e deseja manter um nível elevado, precisa estar com pessoas confiáveis, saudáveis, felizes e com ideias afins. Não as ressentidas, raivosas e agressivas com você.

À medida que progredir, você naturalmente atrairá primeiro esse tipo de pessoa, e seu celular e a página no Facebook logo estarão cheios de novos amigos interessantes e encorajadores.

NÃO SOU A ÚNICA...

"Não se questione com muita severidade. Se uma amiga a ataca, pergunte-se: 'Fiz algo que a prejudicou?' Se a resposta é não, pergunte-se: 'Fiz algo bom para mim e ela ficou com inveja?' Aposto que há algo, e aposto que é por isso que ela está sendo tão mau-caráter."

Clare, 33, estilista, Dublin

"Tive uma amiga que era muito esperta e cheia de comentários depreciativos. Não percebi isso por muito tempo. Na verdade, foram uns amigos novos que me chamaram a atenção para a situação. Eram bobagens que abalavam minha confiança. Ela zombava de mim na cabine, quando eu experimentava uma roupa nova; ou quando eu mencionava que um rapaz gostava de mim, ela me contradizia afirmando que ele era obviamente gay. Eu me sentia muito para baixo até que acabei com isso ao terminar nossa amizade."

Francis, 25, garçonete, Omaha, Nebraska

SE VOCÊ NÃO CONSEGUE SE LIVRAR DE AMIGOS RUINS...

Assuma o controle. Veja essas pessoas apenas quando estiver com vontade e desligue o telefone se suspeitar de que elas estão à espreita. Defenda-se e diga ao pessoal venenoso para serem bons amigos. O relacionamento pode até ser uma cruz que é preciso carregar, mas você não precisa perder o autorrespeito.

22 Seja a primeira a se desculpar

Nunca é tão importante agir rapidamente do que quando você está aborrecida com outro ser humano – seja um amigo, um parente ou um colega – e sabe que deve pedir desculpas.

Minha amiga mais antiga, Claire, é um dos amores de minha vida. Ela é uma loura avermelhada (decidimos não chamá-la de ruiva) deslumbrante, leal e inteligente que conheci na creche quando eu tinha 1 ano de idade, e espero que continuemos amigas pelo resto de nossas vidas.

Porém, aos 22 anos, fiz uma besteira, e isso quase me custou sua amizade. Eu era uma repórter inexperiente em um jornal londrino rigoroso. Fazia tudo que podia para (a) impressionar meu editor, e (b) simplesmente sobreviver.

Então, tive a ideia de fazer uma matéria sobre mulheres modernas e de como elas se comparavam à geração de suas mães. O que deduzi foi que éramos mais materialistas, promíscuas e ambiciosas. Tudo isso resultou em uma leitura das mais interessantes – sem falsa modéstia –, mas o erro que cometi foi usar Claire, que dividia a casa comigo, como um estudo de caso. Ainda não havia aprendido que não se mistura negócios com prazer.

O artigo saiu, e minha matéria leve e alegre foi editada radicalmente – e Claire ficou parecendo a pior das esnobes. Quando ela leu o artigo, tudo se deteriorou. Ela se mudou; perdemos o contato; me ofendi por ela ter me confrontado;

e nós duas passamos por muitas mudanças, tentando nos tornar novas pessoas que não precisavam mais uma da outra.

Não funcionou. Eu sentia falta dela. E não gostava de ser uma pessoa mau-caráter. Um ano e meio mais tarde – após pouco ou nenhum contato –, escrevi para ela o que podia simplesmente ser descrito como uma carta de amor. Lembro-me de chorar enquanto escrevia, suplicando que ela me encontrasse para que eu pudesse explicar e dizer-lhe que não conseguia mais suportar pensar que perdera sua amizade.

Ela entrou em contato imediatamente, e meu coração disparou de alegria. Encontramo-nos, e pedi desculpas mais uma vez. Isso lhe deu a oportunidade de se desculpar também, por talvez exagerar o que acontecera e ter descontado em mim outros problemas que enfrentava na época. Choramos. Comemos pizza e bebemos vinho tinto. Choramos mais ainda e nos demos as mãos.

Claire realmente é minha alma gêmea, uma irmã, e por causa de meu orgulho eu poderia tê-la perdido para sempre. Aquela carta continua sendo a melhor que já escrevi. E aquela refeição continua sendo umas das mais saborosas que já tive.

NÃO SOU A ÚNICA...

"Nunca é tarde demais para pedir desculpas. Mas, se esse gesto puder evitar que você perca alguém importante em sua vida – mesmo que por apenas alguns dias –, quanto mais cedo melhor. Eu era muito teimosa aos 20 anos e briguei com uma grande amiga de faculdade porque ela manchou um vestido meu. Não a convidei para meu casamento e, quando olho meu álbum, ainda sinto que falta alguém."

Kirsten, 26, escritora, Long Beach, Califórnia

"Fui muito dura com uma menina na escola. Era quem eu atacava quando me sentia para baixo. Mais tarde, ela se rebelou e me disse o que pensava de mim e como eu abalava sua autoconfiança. Foi difícil ouvir isso naquela época, e não me desculpei – simplesmente a afastei da minha vida. Porém, ainda me sinto culpada até hoje."

Davina, 28, pesquisadora, Trenton, Nova Jersey

SE VOCÊ NÃO CONSEGUE SER A PRIMEIRA A SE DESCULPAR....

Tente de verdade. Orgulho é algo difícil de largar. Normalmente, em situações em que um pedido de desculpas é necessário, há dois lados da história. Ambas as partes podem sentir que merecem um pedido de desculpas. Porém, caso haja alguma área nebulosa, assuma seu erro – mesmo se você só puder fazer isso internamente. Admita suas falhas para si mesma e jure que nunca mais as cometerá novamente.

23 Ouça sua mãe

As mães não são perfeitas. Embora eu ame a minha de paixão, ela consegue me aborrecer mais do que qualquer outra pessoa no planeta.

À medida que envelheço, a razão pela qual ela é capaz de me irritar fica mais clara: ela me conhece melhor do que ninguém. Sabe tudo de mim. E, por me conhecer tão bem e ter

25 anos a mais que eu, ela adora dar conselhos. Às vezes, é fácil ouvir, mas, outras vezes, tenho vontade de sair gritando.

Aos 15 anos, comecei a desenvolver um senso de, bem, o que eu considerava um estilo. Lembro que era obcecada pelos Smiths e The Cure e, naturalmente, queria me parecer com eles. Pobre mamãe! Nada mais de vestidos Laura Ashley ou cachos balançantes para mim. Usava pó de arroz branco para disfarçar meu brilho saudável e, em uma ocasião, ensopei meus cachos dourados em óleo para bebês para parecer apropriadamente oleosa e gótica. Eca.

Quanto ao meu guarda-roupa, minha mãe ficava envergonhada quando eu insistia em vestir *leggings* pretas e botas compridas nos fins de semana prolongados na praia, na Espanha. Ela me dizia: "Um dia, você vai ver suas fotografias dessa época e se perguntar por que uma jovem tão linda e magra tentou se fazer tão feia!" Eu simplesmente dava de ombros e enfiava o nariz de volta no livro de poemas de Byron. Ela estava certa, eu adoraria ser tão magra e sem rugas como na adolescência. E eu não aproveitei isso. Em todas as fotografias em família daquele período de cinco anos, pareço o Primo Coisa da Família Addams.

Ouça sua mãe. Se ela ainda está em sua vida, ela a ama. Ela pode não ser perfeita, mas ama você incondicionalmente, provavelmente mais do que qualquer outra pessoa jamais o fará enquanto você viver.

NÃO SOU A ÚNICA...

"Em uma ocasião muito séria, eu realmente deveria ter ouvido minha mãe: aos 22 anos, anunciei que ia me casar. Ela me implorou que não o fizesse; disse que eu devia confiar nela e que não havia nenhuma necessidade de me casar tão jovem. Em um ato de grande rebeldia, casei assim mesmo. E advinha o quê? Cinco anos e um divórcio caríssimo mais tarde, finalmente entendi."

Courtney, 28, escritora, Filadélfia, Pensilvânia

"Minha mãe me aborrece como ninguém. Uma palavra negativa dela me corta como uma faca. Só quando tive meu filho é que entendi que sua dureza e suas críticas eram um sinal de proteção. Tive um menino, e tenho certeza de que minha defesa leonina seria ainda pior se tivesse tido uma menina."

Amber, 32, diretora sênior, Nova Orleans

SE VOCÊ NÃO CONSEGUE OUVIR SUA MÃE...

Tente imaginar que conselhos você daria à sua filha. Isso provocará um sentimento de amor-próprio e a ajudará a dar bons conselhos – e a aceitá-los – com respeito e carinho.

AMIGONA AMANTE DA MODA

24 Vista sua melhor roupa em todas as ocasiões

Sua mãe não vociferava para que você, após a reunião especial de família, tirasse sua roupa chique assim que possível e vestisse roupas de brincar? Era o que a minha fazia. E, ah, como eu ficava consternada todas as vezes que o lindo vestido com avental de renda voltava para o armário. Em algum lugar, a noção de que minhas roupas boas deviam ser guardadas somente para os melhores eventos entrou em minha cabeça. Já adulta, se eu me dava de presente um suéter de caxemira ou um fabuloso par de botas de camurça, em vez de usá-los sempre que sentisse vontade, guardava-os cuidadosamente embrulhados dentro do armário e só os desembrulhava em momentos de importância suprema (uma entrevista de emprego, o casamento de uma amiga, o primeiro encontro com alguém com quem eu queria compartilhar o sobrenome).

Aí, ao chegar aos 30, li um artigo interessante que mudou minha maneira de pensar. Era um artigo sério sobre o custo da moda – na verdade, a matemática do estilo. A autora justificava gastar mil dólares em uma bolsa dos sonhos com o seguinte argumento: se você levasse aquela bolsa de couro da Mulberry (aah, certamente o sonho de todas as garotas) para o trabalho todos os dias por um ano, ela sairia por quatro dólares por dia. Se essa bolsa maravilhosa injetasse um pouco de alegria em sua vida no caminho para o trabalho (e lhe rendesse alguns elogios no trajeto), mil dólares seriam, na verdade, um preço razoável a pagar. Ei, quatro dólares por dia é o custo de um cappuccino em Nova York!

Comecei a usar a matemática do estilo não apenas no momento de comprar um item caro (sim, as vendedoras das lojas caras me adoram agora), mas também quando examino o que tenho dentro do armário que anteriormente considerava bom demais para ser usado. Todas as saídas com o vestido de Diane von Furstenberg – eu sentia calafrios só de imaginar que poderia manchá-lo de vinho tinto – agora geram retornos cada vez maiores: quanto mais o uso, mais frequentemente me sinto especial, e menos extorsivo seu preço me parece.

A vida é realmente curta demais para guardar os melhores itens para as melhores ocasiões. E também pense nisso: a melhor coisa na vida, aquilo que deixa você louca de prazer, muitas vezes não é o que você prepara e planeja. É um encontro casual com uma antiga melhor amiga, o sorriso de um estranho em um café, uma saída à noite improvisada com as colegas de trabalho, que leva a um jantar, depois ao karaokê, depois a um álbum de fotos no Facebook e, por fim, a vínculos vitalícios. Portanto, arrume-se hoje.

Mesmo que nada de extraordinário aconteça nesse dia, você já o fez melhor mostrando seus sapatos/casacos/blusas mais atraentes para um mundo desatento.

NÃO SOU A ÚNICA...

"A primeira vez que ganhei dinheiro com meu negócio, aos 24 anos, comprei um terno poderoso. Ele me custou aproximadamente mil dólares, e o usei muito. Ele caía maravilhosamente, e eu parecia um diamante andando pela rua. Sentia-me especial todas as vezes que o vestia. Ele não me serve mais, mas ainda o guardo porque me lembra uma época maravilhosa de minha vida."

Rosetta, 32, editora, Gary, Indiana

"Ainda não cheguei lá – ou seja, não estou vivendo a vida boa –, mas estou tentando porque mereço. Nos últimos cinco anos, estive grávida ou cuidando de filhos, e agora sinto que *já basta!* Se tenho algo legal, quero usá-lo e me sentir bem. Apesar de minha criação ter sido muito frugal e muito voltada para só vestir o melhor traje aos domingos, sei que as roupas podem fazer uma mulher se sentir bem consigo mesma – e que devo a mim mesma me sentir bem todos os dias."

Ann, 44, executiva de relações públicas, Goshen, Nova Escócia

SE VOCÊ TEM DE GUARDAR A MELHOR ROUPA PARA OCASIÕES IMPORTANTES...

Preste atenção à sua aparência. Não será preciso gastar rios de dinheiro, mas sim manter os itens que você possui limpos, passados e sem manchas. E se você engordar ou emagrecer, compre roupas novas que realcem sua nova forma.

25 Ame seu corpo

As mulheres tendem a focar em uma parte do corpo da qual não gostam e vincular sua imagem corporal como um todo a essa única zona imperfeita. Tornamo-nos incapazes de apreciar nossas panturrilhas definidas, o pescoço delgado ou seios avantajados se nosso bumbum é grande demais ou se nossos braços estão um pouco flácidos. É como se *quiséssemos* nos depreciar. Não se trata apenas de estar gorda, claro. Às vezes, trata-se de estar magra demais ou não estar suficientemente torneada.

Isso precisa acabar.

Ame. Seu. Corpo.

Por favor, não desperdice tempo dentro de camisas soltas ou se escondendo pelos cantos porque teme críticas. Você não é tão gorda, magra ou flácida quanto pensa. E sabe do que mais? Ninguém nem está olhando para você; estamos ocupadas demais criticando a própria gordura, magreza ou flacidez.

Por anos, sonhei em diminuir meus seios. Minha mãe e avó eram umas tábuas – por que Deus ou a Mãe Natureza (acusava os dois alternadamente) me castigaram com esse par de melancias incômodas? Fiz de tudo para disfarçá-los: usar sutiãs minimizadores, que na verdade não os tornavam menores mas, de alguma forma, achatavam e empurravam as partes sobressalentes para debaixo dos braços; vestir camisas de rúgbi masculinas com listras que – eu achava na época – distraíam e enganavam o olhar das pessoas com quem eu falava; e até mesmo vestir suéteres com gola rulê nos meses mais quentes do ano. Andar curvada era outro truque. Eu tinha quase 1,80m e um par de jacas gigantes, então por que não dar uma de Corcunda de Notre Dame?

Finalmente, cheguei ao ponto em que, da perspectiva financeira, eu tinha como pagar por uma cirurgia plástica nos seios se quisesse. Porém, uma amiga brilhante me disse: "Mas, querida, seus peitos equilibram seu bumbum. No momento, você faz o tipo Marilyn Monroe. Sem essas protuberâncias, você seria uma panqueca em cima de coxas robustas!"

Foi cruel, mas verdadeiro. Uma lâmpada acendeu em minha cabeça. Em vez de focar negativamente em algo que odiava, comecei a olhar para o conjunto como um todo. Sim, eu não gostava de meus seios, mas eles evitavam que eu tivesse o formato pera e me mantinham na categoria violão.

Às vezes, um fazendeiro não consegue ver a floresta por causa das árvores. Às vezes, nós mulheres não conseguimos ver o formato perfeitamente aceitável de nosso corpo por focarmos em imperfeições mínimas.

NÃO SOU A ÚNICA...

"Minha filha de 21 anos é linda, mas se acha horrível. Se tento tirar uma fotografia dela, ela protesta, diz que está feia e rasga as fotografias quando as revelo. Todas as vezes que isso acontece, digo a ela: 'Daqui a cinco, dez, quinze anos, você vai olhar para essa época e perceber que era muito linda.' As jovens precisam ver sua beleza, e não se comparar constantemente com as imagens manipuladas e inatingíveis das celebridades."

Gina, 47, dona de casa, Aberdeen, Escócia

"À medida que envelhecemos, acredito que se sentir bem na própria pele é uma questão de saúde mais do que de aparência. Sua aparência muda, mas seu espírito e sua inteligência a tornam atraente. Você não deve gostar só de seu corpo, mas sim do conjunto como um todo."

Laurie, 43, escritora, Boston

SE VOCÊ CONTINUA SE ACHANDO GORDA, MAGRA OU FLÁCIDA DEMAIS....

Procure uma assessora de moda, ou examine as revistas especializadas para encontrar os estilos compatíveis com o formato de seu corpo. Tudo gira em torno do uso de cores, tecidos e cortes que enfatizem suas melhores partes. E se nada disso der certo, vista preto e carregue uma bolsa interessante.

26 Esbanje em uma capa de chuva da Burberry

Uma capa de chuva da Burberry, ou *mackintosh* ("mac"), como a chamamos na Grã Bretanha, terra natal da Burberry, é clássica. Audrey Hepburn, Jackie Onassis, Madonna – que estrela elegante e merecedora de seu brilho não cobre seu corpo congelado com esse famoso pedaço de tecido quando está chovendo lá fora?

Elas são caras, mas se você perambular por qualquer propriedade rural aristocrática na Inglaterra verá senhoras jardinando em exemplares que possuem há mais de cinquenta anos. As capas duram. E nunca saem de moda. Quando alguém tão elegante quanto Kate Moss pode vestir uma com jeans colados e um cigarro pendurado na boca, e Hayden Panettierre pode vestir uma, elegantemente, sobre um vestido, em um evento de caridade, você sabe que essa marca não perdeu nada de seu fascínio.

Sou uma amante da moda descuidada. Quero ficar bonita, mas também gosto de roupas práticas; portanto, a ideia de algo resistente, à prova d'água, quente e que ainda por cima arranca suspiros da multidão satisfaz os dois quesitos.

NÃO SOU A ÚNICA...

"O formato lhe dá uma silhueta realmente clássica, e é possível vesti-la com tudo. Ela emagrece todos os formatos de corpo e a cor cáqui combina com todos os tons de pele, mas se está procurando tons diferentes, as de cor brilhante farão você se destacar de verdade. A vermelha se tornará uma cor clássica entre os macs da Burberry muito em breve."

Níria, 30, diretora de moda, cidade de Nova York

"Vou a muitas semanas de moda, e todas as editoras importantes vestem essa capa porque ela por si só – mesmo com jeans e sapatilhas – a fará parecer elegante e refinada. O principal benefício é que ela funciona para todas nós, o ano inteiro. Ela tem um forro removível para aquecer mais, se necessário."

Marielle, 29, editora de moda, Brooklyn

SE VOCÊ NÃO PODE ESBANJAR EM UMA CAPA DE CHUVA BURBERRY...

Mas ainda é fã do padrão xadrez lendário, escolha a opção mais barata: o guarda-chuva. Se você deseja o *look* da capa de chuva, muitas lojas boas imitaram o desenho, portanto, fique de olho nas lojas de departamentos para adquirir o mesmo visual por muito menos.

27 Compre roupa íntima sensual

Não sou naturalmente sensual. Assim que tento seduzir alguém ou penso em mim mesma em termos físicos, tropeço, tremo e acabo prendendo o elástico da calcinha na perna da cama. Quando se trata de ser atraente, preciso de toda a ajuda disponível.

Roupa íntima sensual, com rendinhas e laços que desamarram podem transformar a gatinha mais dócil em uma tigresa sexy. Vale a pena o investimento quando você se encontra em uma situação em que é provável ocorrer um pouco de agarração com um homem gostoso e precisa de um empurrão. Trata-se de se sentir atraente e confiante, exuberante e cuidada, feminina e especial. Comprar roupas íntimas maravilhosas e ver como você fica deslumbrante nelas é uma forma simples de se lembrar do valor que tem.

De quebra, qualquer homem será sortudo se vir você nela. E qualquer homem certamente pensaria que havia morrido e chegado ao céu se pudesse tirá-la de você. Se ele não ficar boquiaberto e tentar agradá-la nas primeiras vezes em que a vir vestida apenas com sua roupa íntima nova, não vale a pena gastar tempo com ele. Porque, querida, só vai ficar pior. No quarto, a familiaridade pode criar uma atitude de *laissez-faire* para os elogios e as preliminares.

Então o que é roupa íntima sensual? Estou dizendo que calcinhas com abertura embaixo e sutiãs só com a armação são um *look* interessante? Bem, não. São tão eróticos quanto um exibicionista em um parque balançando aquela linguiça amarronzada durante o dia. Não, roupa íntima sensual tem tudo a ver com vislumbres, maciez e surpresas. Você não precisa ser fiel ao preto (embora seja sempre um grande acerto), mas não deve se restringir ao vermelho (vai parecer uma prostituta se exagerar). Cores claras são sempre sexy, rosa é bonito, amarelo é uma surpresa boa e fica ótimo na pele bronzeada, púrpura azulado é delicado, roxo é quente, combinações de cores são ousadas e exóticas, e laços na parte traseira sugerirão a seu companheiro que você está disposta para brincadeiras e diversão. Acima de tudo, os homens a quem perguntei sobre esse assunto ficam excitados com o seu empenho. Roupa íntima sensual sugere que aquilo é importante para você. Roupa íntima encardida diz "não dou a mínima".

Um alerta: não apareça de tapadores de mamilos com franjas, meias-calças e cinta-liga logo na primeira vez. Ele pode ficar intimidado ou esperar esse nível de desempenho em lingerie todas as vezes que você tirar a roupa para ele (não sei o que seria pior).

Se você deseja mimá-lo, mime-se primeiro – esse é realmente o presente perfeito, do qual ambos desfrutarão igualmente.

NÃO SOU A ÚNICA...

"Acho importante se sentir atraente *diante* do homem – quero marcar uma diferença entre os dias em que uso roupa íntima da época de minha avó e aqueles em que uso as sensuais. Os homens apreciam, porque mostra que você está se empenhando."

Yael, 28, terapeuta de família e casais, Calabasas, Califórnia

"Minha roupa íntima é uma terapia – é meu prazer. É divertida, diferente, e os namorados notam. As pessoas gostam de novidades, então apimento um pouco a vida."

Stacey, 23, estudante, Fort Lauderdale, Flórida

SE VOCÊ NÃO PODE COMPRAR ROUPAS ÍNTIMAS SENSUAIS...

Cuide das que você já tem. Isso é maçante, senhoras, mas verdadeiro: jogar seu sutiã e suas calcinhas chiques na máquina de lavar vai arruiná-los. E rápido. Fui apunhalada demais nas costelas por vários pedaços de armação de ferro para fazer isso novamente. Mesmo que você tenha de se transformar em uma lavadeira bíblica nos fins de semana, compre sabão para roupas delicadas e lave-as delicadamente à mão, depois pendure-as para secar naturalmente.

28 *Aprenda a fazer bem a mala*

Todas vocês valorizarão este sentimento: você acaba de chegar de um voo longo, sente-se suja e dolorida e precisa ir ao banheiro e trocar dinheiro. O aeroporto é sombrio, e o pessoal da alfândega, severo e nada acolhedor. *Não importa*, você pensa, *vou pegar minha mala e seguir em frente*. As férias a esperam, ou, pelo menos, se estiver viajando a negócios, uma chuveirada refrescante e o minibar! Você está em pé diante da esteira de bagagem. Aha! Finalmente, a bagagem de seu voo começa a sair.

E a sua nunca aparece.

Já aconteceu comigo uma vez, em um voo curto entre Salvador e São Paulo, no Brasil. Fiquei esperando e esperando, perguntei às aeromoças em meu português chinfrim se elas poderiam me ajudar. Após preencher uma montanha de formulários (que tanto as autoridades quanto eu parecíamos pressupor seriam jogados no lixo assim que eu deixasse o escritório da segurança), saí sem nada para vestir e sem nenhuma esperança de ver minha mala novamente.

Em minha mala perdida estava uma camiseta *vintage* que eu adorava. Era uma velha camiseta de turnê do Guns N' Roses que um estilista amigo meu retalhara, modificara e enfeitara com imitações de diamantes coloridos como o arco-íris. Parece horrendo, admito, mas sempre que a vestia, eu parecia me divertir muito e não havia outra igual no mundo.

Foi aí que decidi aprender a fazer bem uma mala.

Sempre que possível, faço uma suficientemente pequena para carregar comigo no avião. E, nas outras vezes, não levo nada que valorizo e pelo qual sofreria, caso perdesse. Minha vida de viajante se tornou bem mais simples.

No primeiro ano após perder minha mala, após voltar de qualquer tipo de férias – praia, esqui, aventura, aventura urbana etc. –, fazia uma lista exatamente de tudo que vesti, experimentei e odiei e o que nunca saiu da mala. Após algumas viagens, logo aprendi que não é necessário levar duas capas forradas para frio e três suéteres – um suéter e um guarda-chuva são suficientes. Meu cabelo fica um horror na praia, não importa o que eu faça, então não preciso levar o secador de cabelos e outros aparelhos, apenas um prendedor para mantê-lo para trás, preso em um rabo de cavalo. E ainda que eu deseje muito ser uma *bella signora* em uma aventura urbana, isso nunca acontecerá. Poderia aplicar em mim todo o departamento de maquiagem da Macy's que tudo escorreria do meu rosto após algumas horas de caminhada e escalada; então para quê? E quanto a joias e saltos altos... por favor! Em férias, menos é certamente mais. As joias ficariam trancadas no cofre do quarto de hotel e os saltos seriam substituídos por chinelos.

Algumas pessoas viajam com uma caixa de remédios cheia. Isso é um pouco exagerado, uma vez que a maioria dos hotéis e locais de hospedagem é capaz de atender a qualquer emergência. Mas claro que é sempre útil levar seus remédios habituais, alguns comprimidos para dor de cabeça e estômago, e eles quase não ocupam lugar. Mantenha isolado tudo que pode vazar e proteja-se duplamente colocando todos esses itens em uma bolsa de plástico segura e à prova de vazamento de líquidos.

Seja organizada. Ligue com antecedência para o lugar em que ficará e descubra que confortos eles oferecem. Se estiver indo a algum lugar um pouco estranho, solicite uma lista de itens que eles recomendam incluir em sua bagagem (adoro listas!) para servir como uma diretriz fácil de seguir. Quando fui ao México recentemente, pedi uma lista e fiquei surpresa de ver a sugestão de uma lanterna, mas, quando cheguei lá e percebi que não havia eletricidade no retiro após as oito da noite, fiquei feliz por ter perguntado.

Então, faça a mala com precisão. Faça listas úteis. Isso economizará tempo, lavanderia e dor nas costas quando estiver puxando sua bagagem. E tente não levar tudo que julga imprescindível, mas se tiver de levar, carregue-o sempre com você.

NÃO SOU A ÚNICA...

"A primeira vez que viajei para a Europa, fiz uma mala imensa. Ao atravessar o canal da Mancha, fiquei tão irritada por ter de arrastá-la que quase a joguei na água! Agora, coloco tudo em cima da cama alguns dias antes de viajar e analiso o que realmente preciso, e depois tiro a metade. Você não precisa da metade do que pensa precisar. Seja para onde for, leve uma saia preta, calças pretas e muitas blusas coloridas diferentes que você possa misturar e combinar."

Dalia, 39, tradutora, Pequim

"Você não deve levar nada que não conseguirá carregar sozinha – essa é a minha regra. Uma mala boa é importante. Com rodinhas! Isso protegerá suas costas. Eu costumava levar diversos frascos nas férias, mas aprendi a confiar nos produtos fornecidos pelos hotéis. Se o que você precisar não estiver lá, peça aos funcionários do hotel, os quais, em geral, são prestativos. Ou compre no país em que está – é divertido experimentar produtos novos."

Nicole, 30, gerente de restaurante, Santa Fé, Novo México

SE VOCÊ NÃO CONSEGUE APRENDER
A FAZER BEM A MALA...

Aprenda a desfazê-la bem. Sim, é chato quando um drinque na piscina do hotel ao pôr do sol a aguarda, mas separe cinco minutos para pendurar cada item – se possível, no banheiro, onde o vapor ajuda a desamassar a roupa.

29 Obtenha ajuda profissional para comprar um sutiã

Mulher que usa sutiã errado é uma espécie fácil de identificar, e infelizmente ela é mais comum do que macaco na floresta tropical do Peru.

Seu habitat: todos os lugares, exceto a cabine de uma conceituada loja de lingerie.

Suas características: uma corcova, marcas vermelhas onde passam as alças e peitos que lembram tigelas de gelatina em uma máquina de lavar (ou talvez ela tenha quatro peitos em vez de dois – que ganância, senhorita!).

Por muito tempo, fingi que não via meu peito farto. Tola, usei estranhos sutiãs de ginástica de algodão branco por anos a fio, antes de mudar para o maior tamanho que admiti vestir antes de chegar à humilhação total: n° 50.

Recém-saídos da chuveirada, no início do dia, meus seios se comportavam muito bem. Aninhavam-se no bojo de algodão e orgulhosamente produziam uma fenda de arrancar elogios. Porém, alguns movimentos mais tarde – e certamente após uma corridinha rápida para o ponto de ônibus – eles estavam aqui, ali e em todo lugar. Constantemente, precisava rearrumar o par no banheiro ou disfarçadamente sob o casaco. Eu parecia apaixonada por mim mesma, mas, pelo contrário, sentia um pouco de ódio por mim mesma.

Então, uma boa amiga me disse que os sutiãs errados não apenas fazem os seios parecerem maiores, mas também agilizam o trabalho da gravidade porque não fazem o que foram pagos para fazer: sustentar você!

Fui à Rigby & Peller, fornecedores de roupas íntimas para a rainha da Inglaterra, nada menos. Conduzida para trás de uma cortina de veludo vermelha, meu item inútil foi jogado de lado enquanto uma senhora alemã severa, com um par de bons olhos, muita experiência e uma fita métrica, me manipulou, empurrou e torceu. Saí mais de cem libras mais pobre e com um nº 46. Esse é um tamanho de sutiã impressionante ou não é?

Costumava ser uma luta encontrar o tamanho certo se você não se enquadrasse na média, mas já existe lingerie de tamanhos incomuns na internet, a preços razoáveis e em estilos sensuais. Você pode até mesmo comprar as partes do biquíni separadas para permitir uma fenda ampla, e blusas especialmente feitas para que a pressão de seu decote não arrebente os botões. Seios podem deixar de ser um problema e começar a ser uma vantagem quando colocados nas mãos certas – opa, quero dizer nos bojos certos!

Investigue. Peça para tirarem suas medidas. Jogue fora os sutiãs ruins que a deixam com marcas vermelhas, dores nas costas e inchada, e você não tropeçará nos próprios mamilos daqui a alguns anos.

NÃO SOU A ÚNICA...

"Você precisa ir, mesmo que seja constrangedor. Sim, você é tateada e golpeada por uma velhinha, mas vale a pena. Vá a um lugar legal – uma loja de departamentos é o melhor lugar. Depois, as roupas lhe cairão melhor, e vai ser como se tivessem lhe tirado um peso das costas. É uma cirurgia plástica gratuita, e você parecerá mais magra. O aperto desconfortável cessa e as marcas vermelhas somem."

Rachel, 28, escritora, West Hartford, Connecticut

"No meu caso, não era o bojo que estava errado, mas o comprimento das tiras das costas. Trabalhei na Victoria's Secret enquanto estava na faculdade no norte do Estado de Nova York e vestia 44. Uma das vantagens do emprego era ser medida, e acabei descobrindo que sou 48. Meus seios ficaram com uma aparência muito melhor. Usar o tamanho correto me caiu bem, e as roupas parecem mais elegantes em mim."

Stacey, 25, assessora financeira,
Buffalo, Nova York

SE VOCÊ NÃO PODE OBTER AJUDA PROFISSIONAL PARA COMPRAR UM SUTIÁ...

Aprenda a fazer isso você mesma. E lembre que seu número não será o mesmo sempre – você muda junto com o peso e a época do mês –, então verifique as medidas regularmente.

Compre uma fita métrica marcada com centímetros. Meça embaixo dos seios, ao redor das costelas. Esse é o tamanho das costas. Depois, meça ao redor, por cima da parte mais cheia de seus seios. Todo centímetro a mais que o tamanho das costas é uma letra a mais no tamanho do bojo. Portanto, um centímetro a mais no número das costas significa um bojo A, dois centímetro a mais é um B, e assim por diante.

30 Aprenda a andar em saltos agulha de 7 centímetros

Saltos altos são sempre sedutores, mas quando se trata de se equilibrar neles, é tentador dizer "esquece". Muitas mulheres só usam sapatilhas e tênis, e é fácil entender a razão – para começar, você chega a todo lugar mais rápido. Mas estou começando a achar que estamos com um pouco de pressa demais. Cambalear a uma altura alguns centímetros além da que Deus pretendia que andássemos nos obriga a diminuir o ritmo, colocar a elegância acima da velocidade e desenvolver um gingado sensual.

Marilyn Monroe foi uma grande promotora do salto agulha. Ela ficou conhecida por serrar um pouquinho do salto de um dos sapatos para exagerar o balanço dos quadris e de seu traseiro rechonchudo. Eu nunca fui tão longe, mas finalmente, quando cheguei aos 30 anos, dei uma de Nicole Kidman: fiz as pazes com minha altura e comprei um par de arranha-céus.

Você não só ganha altura extra com saltos – exatamente o que toda mulher de verdade com menos de 1,70m de altura deseja desesperadamente, segundo minhas pesquisas –, mas calçá-los muda sua postura como um todo. Enfie os pés em um par deles e instantaneamente você adotará uma postura mais reta sem a ajuda de um espartilho desconfortável, seu bumbum se empinará sedutoramente, suas pernas parecerão mais compridas (sobretudo se você vestir calças compridas ou meias-calças da mesma cor dos sapatos) e seus ombros serão projetados para trás. Sensual!

Os saltos agulha de 7 centímetros não são para bêbadas, para as que têm tendência a bolhas, ou para as apressadinhas. Porém, o restante de nós deveria simplesmente entender que, às vezes, ficar bonita pode ser um fardo. O dito "a dor faz parte" nunca é mais verdadeiro do que após três horas de dança em saltos altos. Aceite a dor e desfrute a beleza de deslizar elegantemente.

NÃO SOU A ÚNICA...

"Quando você está em pé no meio de um grupo de crianças de 10 anos de idade e todas são maiores que você, saltos altos são a salvação. Como usá-los? Você não pode ficar parada em um só lugar por muito tempo, então mantenha-se em movimento. Ligue para seus amigos gays fabulosos que já fizeram drag e peça dicas. Eles gritam comigo nas festas se tiro os saltos porque meus pés incham e não consigo calçá-los outra vez. Você deveria comprar esses sapatos à noite e sempre de um tamanho um pouco maior. Os saltos mobilizam seu poder de atração e a fazem andar de forma diferente."

Delaina, 33, escritora, Suffern, Nova York

"Tenho de usar saltos o tempo inteiro, e os uso até acabarem e depois mando reformá-los. Acabar com o sofrimento é uma questão de o espírito dominar a matéria. Usar salto alto faz você parecer mais alta e magra, e o ângulo a torna atraente, então as bolhas compensam. Os homens reparam em você. É estranho – talvez seja o ar confiante que você transpira. Os homens olham, sobretudo, para uma combinação de saia e saltos. É fabulosamente atraente."

Laura, 27, repórter,
Tiverton, Nova Escócia

SE VOCÊ NÃO CONSEGUE APRENDER A ANDAR EM SALTOS AGULHA DE 7 CENTÍMETROS...

Suba de uma forma mais fácil. Plataformas e anabelas não têm o mesmo efeito dramático, mas têm se mantido em voga desde a década de 1970. Se você tem pernas curtas ou tornozelos grossos (tão grossos quanto as panturrilhas), evite calçados com tiras que amarram atrás.

31 Encontre o jeans perfeito

Vestir calças jeans perfeitas para o seu formato de corpo significa optar entre parecer uma gostosona ou um amontoado de banha volumoso. Nunca, jamais compre uma calça jeans sem experimentá-la antes. E não escolha a primeira que aparecer na sua frente – pegue todos os estilos e cores da loja e se tranque na cabine pelo tempo que precisar. Quando encontrar o jeans que você sabe que lhe cai bem (você sabe muito bem quando está se conformando com algo que não ficou do jeito que devia), compre vários. Essas empresas danadas tendem a descontinuar os estilos de jeans justamente quando você descobre seu Graal pessoal dos jeans.

Por muitos anos, não fiz a menor ideia sobre as possibilidades de uma calça jeans, nem do que ela pode fazer por um bumbum. Desperdicei minha juventude vestindo Levi's 501, a coisa mais sensual na qual o traseiro de um homem pode ser encaixado, mas não tão sedutor quando vestida por uma garota. Nunca me ocorreu que eu deveria parar de tentar parecer com meus artistas populares masculinos favoritos e realmente dar uma olhada para trás no espelho. Se eu tivesse feito isso antes, teria me dado conta de que eu parecia estar usando calças bufantes.

Felizmente, com o advento do jeans *boot cut*, fui salva. Apertando minha área mais polpuda e abrindo do joelho para baixo para equilibrar, de repente as calças me deram uma forma. Dentro da cabine, parecia que emagrecera dois números no manequim. Minhas calças de garotão foram entregues a uma loja de caridade, e parti em busca de um estilo (não necessariamente uma grife) que me caísse melhor.

Há muitos tipos de jeans – encontre o seu.

Jeans *skinny* é fabuloso para as magras (terrivelmente desfavoráveis para as corpulentas, aceitei com lágrimas nos olhos).

Jeans com boca de sino, combinado com uma blusa mais apertadinha, é ótimo para as que têm mais curvas, mas deve ser evitado como praga pelas mais magras.

Jeans *boot cut* é ótimo para as mais encorpadas, sobretudo as com corpo em formato de pera.

Jeans com cintura baixa parece sensual – até você se debruçar e, de repente, o mundo se vê convidado a avaliar seu gosto por calcinhas.

Jeans com cintura alta faz até as mulheres sem nenhuma barriga parecerem grávidas de seis meses e, portanto, deve ser usado com grande prudência e, certamente, não em dias de constipação (ou se você estiver planejando comer um prato enorme de *nachos* e tomar algumas margaritas à noite).

Todas nós temos tamanhos diferentes de cintura, quadris e pernas, mas o jeans perfeito está lá em algum lugar, juro. Muitas mulheres acham que devem considerar o jeans como uma moda de seus anos de adolescência, ou tratá-los como calças de *jogging* – práticos, mas totalmente disformes.

Acabe com o medo. O jeans certo pode acompanhar você do dia à noite da forma mais casualmente sensual se complementado com saltos altos e um par de brincos.

Nunca deixe de dar uma olhada para trás ao sair da cabine.

NÃO SOU A ÚNICA...

"Há sempre uma forma de usar *leggings* ou jeans *skinny*, mas é preciso estar adequada. Em geral, com botas e um vestido longo. Marcando a pererexa é detestável. Pernas de salsicha ficam horrendas. A dica está na própria palavra *skinny* [magérrima] – se você tem pernas gordas, não use *skinny*."

Sonia, 28, executiva de finanças,
San Diego, Califórnia

"Vá a algum lugar onde haja centenas de modelos para experimentar e peça a opinião de um vendedor – não de uma vendedora – porque ele lhe dirá qual deixa o seu traseiro atraente. Aprendi que o *boot cut* é o melhor. Ele assenta nos quadris. É essencial que você não mostre o rego, e lembre-se, os cintos podem fazer os pneuzinhos pularem por cima deles."

Jen, 25, aeromoça,
Charlotte, Carolina do Norte

SE VOCÊ NÃO CONSEGUE ENCONTRAR O JEANS PERFEITO...

Encontre outro item de roupa informal que você sabe que favorece seu formato de corpo. Uma camiseta de algodão clássica que combine bem com tudo é essencial. Se você tem braços lindos, mostre-os com mangas curtas. Se não gosta dos seus, vista uma blusa com mangas três quartos para dar a impressão de que são mais finos. Se você tem seios grandes, escolha um decote em V. Se é ossuda, opte por um decote alto em formato de U. Cheinha? Não tente enganar seu tamanho. Opte por roupas soltas no lugar de apertadas.

32 *Mostre as pernas*

Exponham a figura, senhoras. Não estou sugerindo que vocês vistam um "cinturão tapa-vagina", como minha tia-avó Joyce tão eloquentemente o chama, mas algo beirando o joelho que a favoreça e a exponha na medida certa.

Lembro-me de ficar envergonhada quando, aos 20 anos, vi pela primeira vez a terrível casca de laranja. Naquela época, resolvi ser melhor amiga das calças compridas e cobri tudo zelosamente. Porém, percebi que todas nós temos defeitos e que ninguém é irretocável; até as modelos famosas só parecem tão maravilhosas depois de um bom banho de óleo e sob iluminação certa. Simplesmente pergunte aos médicos delas. Se você está disposta a se descobrir, siga estas regras simples:

Bronzeie as pernas (bronzeamento artificial é fantástico), porque pernas em tons pastel podem parecer massa plástica para nivelar paredes, por mais magras que sejam.

Esfolie, raspe e hidrate.

Treine os joelhos para ficarem juntos, como uma dama ao sentar (após anos de uso de calças compridas, tive mesmo de me educar para lembrar esse simples ato de discrição).

Use calcinhas. O mundo todo pode estar preparado para ver suas pernas, mas não está pronto para ver o que existe entre elas.

Aprenda como posar para fotografias: junte as pernas, vire-se de lado e curve-se para a frente, diminuindo dessa forma qualquer angústia com relação às coxas gigantescas. Nunca se permita ser fotografada de baixo para cima. Se você tem celulite, coloque as mãos sobre qualquer região específica que a máquina fotográfica possa pegar (isso é tão fácil de fazer que agora não tenho problemas em posar de biquíni).

As pernas não devem aparecer no outono ou no inverno, exceto nas férias em lugares quentes.

Ande reta e aprecie seu corpo.

NÃO SOU A ÚNICA...

"Sigo uma regra simples para evitar ficar parecendo muito com uma prostituta: escolher pernas ou decote; nada de mostrar tudo de uma vez. Ou um ou outro é o suficiente para instigar o interesse dos caras ao redor. Se você optar por ambos, passará de uma garota que eles querem namorar a uma com quem eles só querem dormir uma noite."

Clara, 35, secretária jurídica, Sandusky, Ohio

"Manter as pernas bem cuidadas lhe dará a confiança para mostrá-las. Todas nós temos imperfeições, mas devemos ter confiança para expô-las, contanto que não haja algo feio demais que possa fazer seus amigos desistirem do café da manhã. Aprenda a exibir a quantidade certa – seja um calcanhar, até o joelho, ou um momento 'cheguei' com um shortinho excitante."

Sheena, 39, gerente de marketing, Londres

SE VOCÊ NÃO PODE MOSTRAR AS PERNAS...

Mostre outra parte do corpo que você adore. Nem todas nós somos abençoadas com pernas perfeitas. Minha mãe foi amaldiçoada com varizes e fica muito constrangida com sua aparência da cintura para baixo. Felizmente para minha adorável mãe, ela tem um rosto lindo e um pescoço elegante, que ela sempre enfatiza com joias cuidadosamente escolhidas. Encontre uma parte da qual se orgulha e mostre-a!

33 Sinta-se confortável usando Uggs

Ah, sim, elas são feias, mas pelo amor de Deus, simplesmente enfie os pés em um par e reavalie sua opinião com relação a essas botas de pele de carneiro.

Travei essa batalha perdida durante dez anos – e por quê? No momento em que desisti, durante um março particularmente frio na cidade de Nova York, fui ao paraíso. Meus pés endurecidos e estressados se regozijaram como se, de repente, estivessem pisando em nuvens macias. Calçar Uggs é melhor do que fazer uma massagem no melhor spa de Manhattan.

Só queria não ter sido tão arrogante antes e enfiado nelas meus pobres pezinhos no instante em que deixei a universidade, aos 21 anos.

Agora, elas vão a todos os lugares comigo. Calçar Uggs transforma qualquer lugar em um lar – de repente uma viagem de avião infernal se torna aceitável, ou uma caminhada até a mercearia fica mais aprazível.

O único problema é que elas são tão confortáveis que você pode achar que está calçando pantufas e alegremente levar um monte de sujeira para dentro de casa sem perceber. Eu já até dormi com elas. Uma amiga teve de me ajudar me dando uma variedade de pantufas de presente de Natal.

As amigas ainda acham que sou um pouco cafona, mas do que elas estão falando? Se deslizassem um ou dois dedos do pé nessa quentura fofa, saberiam pelo que estou passando. Sei muito bem que pareço uma criadora de carneiros australiana, mas não me importo, e meus pés certamente também não.

NÃO SOU A ÚNICA...

"Tenho um par de cada cor. Elas são feias demais, mas maravilhosas. Simplesmente compre um par, compre agora! É o calçado mais confortável que existe. E compensa comprar os verdadeiros – os falsos não são a mesma coisa. Queria tê-las calçado desde que nasci. Agora elas têm plataformas por dentro, então mesmo que você seja baixa e queira aumentar sua altura, pode usá-las!"

Shauna, 26,
Malibu, Califórnia

"Só as comprei porque estavam na lista de presentes de Natal da Oprah e acredito em tudo que a Oprah diz. Antes disso, eu era um pouco esnobe. Ainda olho para baixo e vejo os pés de Frankenstein quando as calço porque meu número é quarenta e meio. Portanto, não as calço para parecer bonita, mas porque elas são o melhor calçado para andar em transporte público."

Katie, 28,
editora, Atlanta

SE VOCÊ NÃO CONSEGUE SE SENTIR CONFORTÁVEL USANDO UGGS...

Lembre-se, pelo menos, de levar um par de sapatilhas quando estiver passeando por aí de salto alto. Algumas horas e alguns centímetros no alto arrasarão seus dedinhos – e suas costas. A minha solução é levar sempre um par de chinelos e sapatilhas confortáveis nas ocasiões especiais em que minhas Uggs não são adequadas, mas em que meus saltos também seriam desconfortáveis demais para aguentar uma noite inteira.

34 Use modeladores

Essas cintas elásticas salvaram minha vida em diversas ocasiões. Sim, elas são tão limitantes quanto uma roupa de mergulho de borracha e tão desconfortáveis quanto prender os pentelhos em um caminhão andando em alta velocidade, mas, céus, elas funcionam. Elas transformam um bumbum trêmulo em nádegas de aço. Com essas cintas compressoras segurando suas partes rechonchudas, aquele vestido ligeiramente apertado se torna lisonjeiramente emagrecedor. Aquelas calças com as quais você tinha pavor de se sentar ficam repentinamente certinhas e sensuais.

Um modelador – ou o presente dos deuses, como gosto de pensar que são – lhe dá confiança e uma forma mais harmoniosa. E daí se demora trinta minutos para fazer com que ela passe por cima de seu traseiro? Quem se importa se você não puder ir ao banheiro enquanto a estiver usando? Você pode diminuir o tamanho da roupa sem necessidade de passar duas semanas fazendo exercícios aeróbicos às seis da manhã.

Meu modelador se tornou oficialmente meu herói oculto no início deste ano. Imagine: eu, uma curvilínea tamanho 44, fazendo parte do júri responsável por escolher adolescentes hipermotivadas e magérrimas, vestidas em biquínis, para o concurso de Miss América 2008. Que honra foi ter sido convidada! Cresci na Inglaterra e sempre invejei os maravilhosos ianques e suas cerimônias, festas de formatura do colégio e todas as outras celebrações charmosas. Os outros jurados e eu passáramos uma semana em Vegas, sendo forçados pelos bilionários mais fabulosos de Nevada a comer cinco refeições por dia e a entornar champanhe. Que inchaço! Que inchaço horroroso! Enquanto estava sentada dando notas e observando essas gatinhas de academia indo e vindo, precisei arranjar uma solução rápida antes da transmissão ao vivo pela televisão, e sabia que 24 horas na academia e uma lavagem intestinal não seriam a resposta.

Modelador, salve-me!

A grande noite chegou e, após uma luta pouco elegante e muita agitação, meus pneuzinhos foram cobertos e minha barriga inchada esvaziada (mesmo se artificialmente sob a força poderosa de meu modelador elástico). Para onde foram minhas gordurinhas? Quem sabia! Elas desapareceram, e eu me sentia bem. Sim. Ainda era uma curvilínea tamanho 44 julgando meninas dez anos mais jovens que eu e da metade do meu tamanho. Porém, com a cinta me apertando, eu sabia que podia enfrentá-las de igual para igual.

NÃO SOU A ÚNICA...

"Quando a experimentei pela primeira vez, pensei: 'Não consigo respirar.' Depois falei: 'Minha bunda está fantástica.' Estava sem ondulações. Você se sente instantaneamente mais sinuosa. Ela acaba com os pneuzinhos e lhe dá um formato de violão. É preciso se acostumar, e eu não a usaria para ir trabalhar, mas para uma noitada e quando você estiver se sentindo inchada – perfeito!"

Karen, 26, editora de saúde, Queens, Nova York

"Todas nós temos dias gordos. Ainda que não estejamos fisicamente mais gordas, nos sentimos assim, e isso afeta nosso estado de espírito, nossa confiança e nossa necessidade de jogar o grampeador na cabeça dos colegas de trabalho. Controlo esses dias horríveis de raiva comprimindo minhas nádegas com meu modelador grande e apertado. Minha bunda se parece menos com dois rinocerontes em luta cerrada quando está dentro dela!"

Julie, 35, gerente de escritório, Telluride, Colorado

SE VOCÊ NÃO CONSEGUE COMPRIMIR TUDO...

Experimente as meias-calças de suave compressão. Quanto mais escuras, mais magra você parecerá. E a ajuda adicional de uma meia-calça que aperta a barriga por si só a fará se sentir melhor.

35 Compre um vestido de princesa

Toda garota deseja crescer e se tornar uma princesa. Não com um castelo grande, príncipe encantado, ou cavalos no estábulo. Não, menininhas desejam o guarda-roupa. Vestidos esvoaçantes bordados com pedras preciosas, feitos da seda ou do cetim mais fino, mostrando o colo apenas o suficiente para serem sedutoras sem revelarem demais. Ei, o que há de errado em parecer fabulosa, sensual e elegante ao mesmo tempo?

À medida que envelhecemos, as fantasias de princesa dão lugar às restrições do orçamento e da praticidade. Torna-se mais importante usar jeans ou provar seu valor em um terno poderoso. Em nossa luta adulta moderna, podemos perder alguma feminilidade e delicadeza.

Porém, não devíamos. Não espere o dia de seu casamento para usar um vestido em que se sentirá maravilhosa e, depois desse dia, não pense que jamais parecerá a rainha do estilo novamente. Você trabalha muito, ama muito e se diverte muito – compre um vestido esvoaçante, mesmo que apenas por diversão. Tive sorte – uma amiga influente conseguiu um desconto para mim no vestido dos meus sonhos, e ele foi a melhor coisa que já comprei. Um longo preto, tomara que caia, descendo em espiral em *chiffon* e com busto bordado com pedras cintilantes delicadas. É da grife Marchesa e é muito, muito fabuloso. Ele não só me faz sentir bem quando o visto, ele me faz sentir bem só de eu saber que está pendurado no armário.

O onipresente PB (pretinho básico) é o curinga do armário de qualquer garota, claro, mas trata-se mais de um item que precisamos ter do que um com o qual sonhamos.

Compre um vestido de princesa e arranje desculpas para usá-lo: hospede-se em hotéis fantásticos; vá a festas deslumbrantes; aceite convites para casamentos cujo traje seja a rigor; participe de sorteios para ganhar um ingresso para um show de entrega de prêmios. Qualquer lugar fabuloso merece um vestido fantástico. E sim, a realeza não é barata. Mas se o vestido for clássico, feito com perfeição e lhe cair bem, você poderá usá-lo para sempre. E cada vez que o fizer, juro, você se sentirá mais bonita e jovem do que nunca.

NÃO SOU A ÚNICA...

"Toda mulher deveria ter um vestido de princesa em seu armário! Chame isso de Síndrome de Cinderela. Todas nós precisamos ter um vestido de bela do baile, com um pouco de tule que suplica por uma tiara, embora jamais venhamos a usá-la. Precisamos poder viver um conto de fadas, mesmo que os cavalos e a carruagem sejam um táxi."

Susannah, 34, editora de moda, cidade de Nova York

"Tenho um vestido de corselete divino que comprei há quatro anos (e ainda estou pagando). Foi caro, mas eu precisava tê-lo. Ele é angular e tão bem estruturado que, assim que o fecho, meus seios fartos ficam provocantes e bem definidos, e minha cintura é apertada com tanta força que fica parecendo com a de uma criança. Não consigo contar o número de vezes em que me convidaram para eventos quando o vesti. Mesmo agora que estou casada, ainda adoro sentir os olhares masculinos de apreciação quando chego a uma festa."

Katie, 31, recepcionista de restaurante, Washington, D.C.

SE VOCÊ NÃO PODE COMPRAR
UM VESTIDO DE PRINCESA...

Invista em bijuterias fabulosas. Uma gargantilha maravilhosa ou uma coleção de pulseiras impressionantes adornarão o já citado PB e se tornarão um motivo de conversa. Compre aquelas com cores fortes que parecem joias (vermelhas, verdes, azuis) e use as imitações com orgulho – ninguém sabe avaliar mesmo o valor real de uma joia hoje em dia.

AVENTUREIRA

36 Ande de caiaque em um lago fosforescente à meia-noite

Veja bem, até ter feito isso, você não terá ideia do que está perdendo, mas você só precisa pular em um caiaque e experimentar.

Andar de caiaque, à meia-noite ou em qualquer outro horário, nunca fez parte de minha vida.

Então, ouvi sobre o lago na zona rural de Porto Rico, no meio do nada, a poucas horas da cidade antiga de San Juan. Aparentemente, ele brilha. E tudo que entra, atravessa ou passa sobre ele causa uma cascata de fosforescência tão linda que você não acreditaria se visse. Depois que ouvi sobre o lago pela primeira vez, passei a ouvir sempre. De repente, todos que eu conhecia tinham estado lá ou em um lugar semelhante, na Jamaica ou em Belize, e o descreveram como algo imprescindível para se entender a natureza em toda a sua plenitude. Nitidamente, o universo me dizia que eu deveria viver essa experiência.

Por isso, uma amiga e eu nos hospedamos em um hotel em Porto Rico e corremos para comprar alguns produtos em uma loja local: calções de futebol, biquínis e garrafas d'água – e, sim, sapatos de plástico.

Após uma caminhada sem fim com nosso guia pela floresta, chegamos à beira do lago cercado por mangues. Pulamos nos caiaques que nos esperavam e remamos silenciosamente ao luar.

Quando chegamos a um pequeno lago, tudo se encheu de vida. Aquele era o lago fosforoso – e, de repente, os respingos de nossos remos viraram prata líquida. Qualquer movimento estimulava uma reação gloriosa. Bolhas brilhantes de pura luz brotaram e se arremessaram ao redor, como peixes tropicais fugindo de turistas. Criamos coragem e começamos a passar as mãos e os pés na água.

Remamos de volta para a beira do lago, cansadas, molhadas e desesperadas para pedir comida pelo serviço de quarto e, no entanto, nos sentindo privilegiadas por termos visto uma das maravilhas do mundo intocadas pelo homem.

NÃO SOU A ÚNICA...

"Sei que parece uma dureza, fazer exercício à noite, longe de todos os confortos materiais, para ver coisas que brilham. Mas vale a pena porque você não consegue explicar isso. E, sejamos honestas, hoje em dia é raro algo nos entusiasmar ou nos deixar sem fala."

Cassie, 30, gerente de cinema, cidade de Nova York

"Quando eu era criança, tinha problemas para dormir, então meu pai colocou estrelas e luas que brilhavam no escuro no teto de meu quarto. Desde a primeira noite em que as vi, eu as adorei. Tirei-as e colei-as novamente todas as vezes em que mudamos de casa – até quando me mudei para o dormitório da faculdade. Ouvir falar de uma celebração fosforescente noturna de verdade foi algo que precisava ver com meus próprios olhos, e foi lindo."

Janice, 26, treinadora, Lincoln, Nebraska

SE VOCÊ NÃO PODE ANDAR
DE CAIAQUE EM UM LAGO
FOSFORESCENTE À MEIA-NOITE...

Tente andar de caiaque durante o dia em águas azuis cristalinas. É mais fácil de conseguir e talvez um pouco menos apavorante. Lembre-se: não importa qual a distância percorrida, é preciso voltar, então economize suas forças.

37 Enfrente um desafio físico

Você é preguiçosa? Eu sou! Adoraria ser uma daquelas mulheres que pulam da cama às seis da manhã para correr para a academia. Mas não sou. Estou mais para – como eu posso dizer isso? – o tipo de garota que diz: "É mesmo? Academia? Jura?" Todo aquele calor e suor em excesso. Eca. Prefiro mil vezes sentar embaixo de uma árvore, na sombra, com um bom livro e uma taça de *pinot grigio*.

Mas como minha personal trainer me lembra sempre que acabo marcando uma sessão: "Sua bunda não vai ficar menor se você ficar sentada embaixo da árvore – e vinho é desperdício de caloria. Mexa-se."

O problema com o qual me deparo é continuar motivada. O que há de interessante em uma academia cinzenta, com ar-condicionado e cheia de homens rosnadores em calções curtos demais? Nada. As palavras *máquina elíptica* me fazem bocejar. Esteiras me causam narcolepsia. E com relação ao aparelho de remo, sim, sei que ele trabalha todos os músculos do corpo, mas, convenhamos, ele deve ser uma obra do demônio.

É isso que sinto em relação à academia.

É por isso que acho que devia estar me sentido muito doente – ou me fizeram uma lobotomia – no dia em que me inscrevi em um campo de treinamento para usar biquíni. Estava frio e cinzento lá fora; eu estava gorducha e sem energia. Esse programa de atividades na praia, no México, parecia ser a resposta. Passei batida pelos detalhes – como acordar às seis horas da manhã e correr na praia — e fui direito à página sobre ioga ao pôr do sol e os horários de coquetéis sem álcool feitos de chá de hibisco. Era exatamente do que eu precisava.

Olhar para as atividades do dia no quadro negro na primeira manhã (sim, às seis da manhã) quase me causou um colapso físico completo. Eu não ia conseguir. Sim, havia mulheres com o dobro da minha idade inscritas também, mas elas tinham um brilho de prazer no olhar que indicava que seriam capazes de aguentar tudo. Até a garota gorducha que pensei que seria minha companheira no crime de matar aula estava vestida da cabeça aos pés em lycra e dando chutes de caratê perto das redes. Droga. O que foi que eu fiz?

Então, algo bizarro aconteceu. Eu fiquei tão ocupada olhando para as outras pessoas fabulosas, admirando a vista do mar, sentindo o sol em minhas costas e lutando para acompanhar as atividades que, antes de perceber, completei aulas de circuito com duas horas de duração com um sorriso nos lábios. Ou terminei a aula de ioga me sentindo tão energizada que, em seguida, me candidatei a participar de uma caminhada vigorosa de uma hora ao longo da costa.

Foi aí que percebi: fazer exercício ao ar livre faz você se sentir viva, em vez de um rato em um laboratório. De repente, entendi totalmente os corredores que passavam por mim a caminho da delicatéssen nos domingos de manhã. Trazer seus exercícios físicos para o mundo real de alguma forma a deixa mais animada.

No final da semana, eu não apenas conseguira andar alegremente de bicicleta por 20 quilômetros, mas a viagem acabou sendo um dos momentos de mais pura felicidade de toda a minha vida. Fazer bem a si mesma – mental e fisicamente – é um grande gesto. Em um ponto durante o passeio de bicicleta, me peguei acenando para os moradores e cantando "Someone Saved My Life Tonight" de Elton John, com grande prazer e total naturalidade.

Pense mais criativamente sobre se exercitar. Se a ideia de ir a uma academia a deixa apavorada, seja criativa e simplesmente se mexa! Você não precisa odiar uma atividade física para que ela funcione. Faça caminhadas vigorosas em sua vizinhança. Faça excursões a pé. Nade. Ande de bicicleta. Entre para um time de futebol.

Tome cuidado e aproveite. É impressionante o número de calorias que você queima quando não existe um cronômetro marcando o tempo.

NÃO SOU A ÚNICA...

"Andar de bicicleta sozinha no parque após o trabalho logo se transformou em sessões particulares de treino para pedalar sem usar as mãos. Desafiei-me, e isso me manteve ativa. Sem tempo marcado e ninguém para rir de mim quando trombava em algo, foi o jeito ideal de entrar em forma."

Eloise, 30, escritora, cidade de Nova York

"Fui uma adolescente louca por cavalos, e naquela época eu desejava desesperadamente ser uma vaqueira.

Logo após terminar a faculdade, nas férias, realizei meu sonho ao trabalhar em um rancho com minha melhor amiga, e passei semanas ao ar livre, caminhando e respirando ar puro. Ao voltar à cidade, logo depois, arranjei um emprego em um escritório, mas gostei tanto da experiência no rancho que essa atividade continua sendo meu plano B secreto."

Jane, 29, contadora, Hoboken, Nova Jersey

SE VOCÊ NÃO PODE ENFRENTAR UM DESAFIO FÍSICO...

Pelo menos transforme a atividade física em algo interessante. Sim, correr em uma esteira é eficiente, mas você perderá a motivação rapidamente. Inscreva-se em aulas de artes marciais ou de dança. Convide uma amiga para frequentarem juntas as aulas de step ou spinning. Compre uma roupa de ginástica bonita e tênis novos para se sentir bem exercitando-se. E não se desmotive se não conseguir manter o ânimo por alguns dias (ou semanas). Simplesmente aprenda a reconhecer a diferença entre ser preguiçosa e estar genuinamente cansada e esgotada.

38 Saia do canto do rinque de patinação no gelo

À medida que envelhecemos, tudo fica mais amedrontador. Será que é porque sentimos que temos mais a perder se algo der errado? Ou é apenas porque todos os nossos temores têm suas raízes no medo de morrer e porque a realidade da morte fica mais evidente à medida que o tempo passa? É incrível o freio que o medo pode colocar em nossa capacidade de correr riscos e nos divertirmos. Às vezes, precisamos nos testar e nos deixar levar por nossa criança interna simplesmente para termos consciência de que a vida sem riscos e ousadias não vale a pena.

Um modo simbólico e simples de ver isso é ir a um rinque de patinação no gelo. Quando criança, tenho certeza de que você implorava para ir patinar sempre que o inverno chegava. Quando adulta, nem tanto. Na infância, você girava, com as faces rosadas, dando risadinhas com as amigas. Ouviu rumores de que uma colega da série acima da sua teve o dedo decepado, mas também assistiu às Olimpíadas e sonhou com o dia em que tiraria uma nota dez perfeita, vestida em uma roupa laranja bordada de lantejoulas. Patinar não era apavorante, era divertido.

Vá a um rinque hoje. É aterrorizante. Você vê os exibicionistas, que estão determinados a aperfeiçoar seus saltos triplos ignorando as pessoas desajeitadas à sua volta; você vê os organizadores adolescentes arrogantes, que teoricamente estão lá para manter a ordem, mas, na verdade, estão interessados apenas em flertar com as garotas enquanto patinam de costas. Onde você se encaixa?

Fui patinar quando adulta pela primeira vez há alguns anos no Rockefeller Center, acompanhada de uns visitantes de fim de semana. Após parar em um bar próximo para ingerir algumas taças de vinho fortificantes, chegamos ao rinque como tartarugas nervosas. Agarramos-nos nas paredes laterais, ficando no caminho das crianças de 3 anos mais dinâmicas que passavam por nós deslizando.

Em seguida, após alguns circuitos, ficou chato. Então pensei: o que de pior pode acontecer? Ninguém nunca morreu em um rinque de patinação no gelo (acho que não). Eu podia perder um dedo, mas seria muito improvável, e poderia simplesmente manter os dedos dobrados se caísse. Um traseiro roxo seria um símbolo de conquista – isso não me incomodava. Músculos doloridos? Isso mostraria que eu estava precisando me exercitar.

Então, lá fomos nós, um pouco pateticamente, mas pelo menos fomos, e foi divertido atingir uma determinada velocidade e sentir o ar passando por nós. Minhas amigas e eu demos as mãos, acertamos o ritmo ao som das músicas de discoteca dos anos 1990 que berravam dos alto-falantes e rimos muito. Foi um divertimento bem inocente. Quem poderia imaginar que seria possível nos divertirmos tanto sem tirar a roupa?

Não precisa ser um rinque de patinação no gelo. Fazer snowboard e esqui aquático são duas grandes opções também. Qualquer risco apimentará sua vida. Porém, vejo sair do canto do rinque de patinação no gelo como uma metáfora para a vida. Deslizar pela superfície escorregadia é difícil, faz você exercitar um pouco os músculos, e você corre o risco de parecer boba por um tempo, mas todos acabam com as bochechas esplendidamente rosadas e sorrisos imensos.

NÃO SOU A ÚNICA...

"Patinar no gelo agora não é mais nada para mim! Ao viajar sozinha pela Nova Zelândia quando terminei a faculdade, decidi testar os limites de minha coragem fazendo um bungee jump sozinha. Arremessar-me de cabeça da ponte Kawarau, que tem 43 metros de altura, foi dez vezes mais difícil do que qualquer coisa que já fiz na vida, e na metade do caminho desejei estar amarrada ao instrutor atraente. No entanto, foi uma sensação ótima quando acabou. E a melhor parte? Não ter ninguém por perto para me convencer a não fazer isso."

Louise, 30, pesquisadora de fotografia, Londres

"Tentei retirar a expressão *não consigo* do meu vocabulário até tentar fazer algo uma vez, ou saber que aspirar um determinado tipo de aventura pode me levar à morte certa. Desde que me abri assim, passei a me divertir muito. Patinar no gelo quando está frio lá fora, pular de um penhasco de 9 metros no mar no verão. Fazer algo divertido e que não seja mortal nos estimula a viver a vida de forma plena."

Rose, 33, investidora financeira, Londres

SE VOCÊ NÃO CONSEGUE SAIR DO CANTO DO RINQUE DE PATINAÇÃO NO GELO...

Busque outra atividade que você adorava quando criança. Entre para a liga de futebol para adultos, ou leve seus sobrinhos a um parque aquático. Gastamos tempo demais sendo adultos sérios; às vezes, regredir pode ser libertador e aliviar o estresse.

39 Acampe

Não vou mentir para você – sou uma garota do tipo Ritz-Carlton! Gosto de lençóis da Frette, sais de banho Acqua di Parma e um *concierge*, que faz reserva para mim em restaurantes.

Porém, também curto aventura, ar livre, desfrutar a natureza e sair da cidade em alguns fins de semana que não estourem a conta bancária.

Minhas primeiras memórias de acampamento não são as mais felizes. Em Londres, todas as bandeirantes eram mandadas para um determinado acampamento durante um fim de semana por ano – ele era famoso por ser bonito, com muitas trilhas boas para caminhar e uma loja de doces bem suprida. O problema para mim era que ele ficava no meu bairro. Enquanto as garotas de outras partes de Londres entravam em um ônibus e escapavam dos pais por alguns dias, eu dava uma volta e topava com minha mãe nas caminhadas pela floresta. Que droga!

O outro grande senão era que eu sempre ficava com uma garota choramingona chamada Katie, que tinha de alguma forma convencido os líderes das bandeirantes de que ela era alérgica a detergente. Então, sim, você adivinhou, a boba aqui ficava com as tarefas das duas enquanto Katie observava, me alertando quando eu não lavava direito alguma coisa.

No entanto, acampar se torna mais sexy, pois quando você é adulta, são muitas as novidades. Escolha um campo aonde você possa ir de carro o mais perto possível do lugar de acampar, pois assim não será preciso carregar peso nas costas por dias a fio. Recomendo também encaminhar-se para algum lugar que tenha uma loja nas proximidades para que, se tiver desejo de pizza ou sorvete após viver de nozes e cerejas por dois dias, você possa se esbaldar.

E você terá de decidir se deseja ir com campistas meritórios ou felizes. Os primeiros pensam que você deveria viver como os homens das cavernas: não acreditam em futilidades ou em enganar a natureza, então você vive com fogueiras, lençóis de plástico e apenas uma mochila cheia de comida enlatada, que precisa ser racionada diariamente. Esqueça jogos de tabuleiro ou bebidas alcoólicas – qualquer espaço que sobra na mochila é usado para o estojo de primeiros socorros e um canivete suíço.

Um campista feliz, por outro lado, sabe que a loja de bebidas e a churrascaria estão a apenas trinta minutos dali e podem ser usufruídos a qualquer momento da viagem. Um campista feliz sabe que, embora as barras de proteína tenham sua função, os bombons Ferrero Rocher são muito mais gostosos. Um campista feliz também verifica as instalações sanitárias com antecedência e sabe que, se ainda não houver água quente após dois dias, em vez de "dar risada e aguentar firme" no melhor estilo campista meritório, ele tomará o caminho feliz para a pousada mais próxima – ou de volta para casa, via Pizza Hut.

NÃO SOU A ÚNICA...

"Minha família inteira pensa que sou fresca, mas acampo o tempo inteiro. Gosto de dormir em uma barraca – mesmo que seja um pouco assustador. No Boonville Beer Festival no norte da Califórnia, meu noivo e eu chegamos, bebemos e desmaiamos em nossa barraca toda arrebentada. É divertido. A comida de acampamento é ótima – e, muito embora você só coma porcaria, como cachorros-quentes, marshmallows e muita cerveja, você se sente saudável simplesmente por estar ao ar livre."

Shelby, 29, fonoaudióloga, Boise, Idaho

"Adoro acampar porque é o tipo de férias em que posso viver em minha própria sujeira e me esquecer de usar maquiagem ou passar roupas. Adoro que o foco seja tirado do externo e colocado no interno."

Delia, 31, ceramista, Charleston, Virgínia Ocidental

SE VOCÊ NÃO CONSEGUE ACAMPAR...

Não se castigue por isso. É mais divertido do que parece, juro, mas se você realmente não consegue ser arrastada de seu hotel luxuoso, talvez possa tentar um meio-termo: uma cabana na praia, que tem como regra andar descalça ou a proibição de receber notícias. Isso dá uma sensação de estar mais perto da natureza e mais longe de seu cotidiano, e se tiver sorte, é possível que no local haja uma conexão de internet sem fio e banheiros que funcionam.

40 Aprecie as mudanças de estação

As pessoas podem ir da cama para o carro, para o escritório, para a academia, para um bar lotado, para a cama sem jamais olhar para o céu. Que desperdício. Viver a vida sob luz artificial é uma lástima. Lembra quando você era criança, que cada estação parecia durar para sempre? Lembra como cada vez que a estação mudava você ficava chocada em ver como seu mundinho parecia diferente? A chegada de uma nova estação significava uma mudança no modo de viver, de vestir e dos horários de dormir, e isso dava emoção à vida. Tente trazer aquele sentimento de volta apreciando as mudanças de estação. É bom para sua alma.

Eis o que esperar a cada estação:

Primavera: o cheiro de grama verde; a volta da luz do sol brilhante pelas cortinas nas manhãs; peônias; florestas úmidas; distribuir doces em São Cosme e Damião; feriados; arriscar uma viagem para o litoral; a ânsia repentina para entrar em forma; a vontade urgente de limpar a casa; recomeços; pássaros cantando e flores.

Verão: cabelo alourado pelo sol; ar salgado; deixar o escritório mais cedo nas sextas-feiras; ver seu chefe ligeiramente bêbado na festa de fim de ano do escritório; sorvetes; festas de virar a noite no deque; brisas quentes; menos trânsito; *mojitos*; viagens de barco; liquidações; festejar o ano-novo e decidir como melhorar sua vida; fogos de artifício; o chefe tira uma semana de férias e você fica sozinha; você sai de férias por uma semana e desliga o telefone; chinelos; carnaval; chuvas de verão; armas de água; beber limonada caseira na varanda de casa; sardas; cochilar na sombra; casas de praia; escolher os presentes perfeitos para seus entes queridos e amigos, sangria.

Outono: pisar em folhas secas caídas das árvores; ovos de chocolate; ter uma desculpa para fazer bolos em vez de sair; as águas de março; páscoa com a família; coelhos de pelúcia; mimar sua mãe no Dia das Mães; comer petiscos enquanto torce assistindo a um jogo de futebol; desenterrar suéteres antigos; assistir aos dias ficarem cada vez mais curtos; sobreviver de sopas com pão fresco e manteiga, sabendo que pode comer muito mais doces sem culpa porque não vai mostrar a barriga em um biquíni por vários meses.

Inverno: hibernar sob mantas; o cheiro de canela e laranjas; aquecer bumbuns gelados em uma fogueira de lenha de verdade; receber mais correspondência; se sentir chique usando roupas de inverno; fazer biscoitos; tomar chocolate quente;

dormir em pijamas de flanela e meias quentinhas; esperar ansiosamente pelo carteiro e florista no Dia dos Namorados; comer fondue; pernas sem depilar; andar cuidadosamente nas calçadas molhadas que parecem resplandecer; vestir botas glamourosas; ver filmes de terror embaixo do cobertor.

NÃO SOU A ÚNICA...

"Sou uma criatura do verão. Sempre adorei os meses quentes, e o resto era apenas um obstáculo a ser superado antes que fosse verão novamente. Porém, à medida que fico mais velha e o tempo passa voando por mim, realmente aprendo a apreciar cada dia e estação que chega. Tenho uma árvore diante de minha casa e, a cada manhã, quando me apronto para o trabalho, dou uma segunda olhada para ela. Às vezes, ela está pelada; outras vezes, ela fornece um lar para pássaros que gorjeiam e protegem os filhotes, e, outras vezes ainda, ela é uma explosão de cores."

Ina, 41, corretora imobiliária, Filadélfia

"Para mim, as estações representam quatro oportunidades por ano para colocar a vida de volta nos trilhos. Todos têm suas resoluções de ano-novo, mas após algumas semanas, se trapaceamos ou não conseguimos realizá-las, sentimos que tudo acabou por aquele ano. Esse não é o caso. Olhe para o ano como quatro segmentos, cada um com uma energia e prioridade diferente – e cada um oferecendo um recomeço. Por exemplo, não pense apenas que o verão é a época para você entrar em forma. Entre em forma no inverno para a estação de esqui, ou na primavera, para poder melhorar seu sistema imunológico. As mudanças de estação nos oferecem razões diferentes para abraçarmos a vida, recomeçarmos e nos sentirmos felizes."

Gloria, 35, consultora autônoma, Sarasota, Flórida

SE VOCÊ NÃO PODE APRECIAR AS MUDANÇAS DE ESTAÇÃO...

Se for porque você vive onde elas não existem, viaje mais. Não deixe um lugar quente e agitado para ir para outro igual. Pense diferente. Vá para um resort de esqui ou um hotel à beira de um lago, onde você ficará cercada por flora e fauna diferentes das que tem em sua localidade. E lembre-se de que existe beleza na maioria dos lugares aparentemente triviais.

41 *Dance descalça na praia*

As mulheres costumam ser obcecadas por sapatos. Falamos deles, os cobiçamos, nos deleitamos neles e os adoramos, em grande parte porque seja lá o quanto tenhamos comido naquele mês, continuamos calçando o mesmo número.

Porém, por vezes, os sapatos são supérfluos na vida – e uma praia definitivamente não é o lugar deles. Se for tirar os sapatos, então você também deve dançar. Como Ellen DeGeneres consegue parecer tão feliz o tempo inteiro? Estou convencida de que isso tem algo a ver com ela dançar sem parar. Ora, se ela estivesse dançando em uma praia, iria se sentir nas alturas.

A sensação macia da areia entre os dedos do pé é algo que não apenas esfolia a pele morta, mas também as preocupações persistentes. Andar na areia queima 30% mais calorias do que andar em uma calçada; imagine o que dançar na areia pode fazer por seu bumbum.

Uma vez, passei uma semana em um *resort* na praia onde sapatos são proibidos. Sentir-se feliz e livre como um pássaro realmente a deixará entusiasmada. Por alguma razão, você se sente mais leve e mais capaz de correr, pular, saltar e dançar. E nenhum de nós faz muito esse tipo de loucura hoje em dia.

Se teve um mês particularmente ruim ou, Deus nos livre, um ano, você precisa levar seu corpo triste para um lugar onde possa largar os sapatos na porta, agarrar um ponche de rum e uma rede, e depois dançar a noite toda cercada de palmeiras com outras pessoas festeiras, descalças e que estejam fugindo do estresse.

Comece com os sapatos, depois gradualmente chegue ao ponto em que você não se importa mais nem com maquiagem, joias, roupa íntima (passe o dia inteiro de biquíni), ou seu telefone celular.

Sua mente lhe agradecerá por isso.

NÃO SOU A ÚNICA...

"Dance como se ninguém estivesse olhando. Isso é o que há de mais libertador, relaxante e tranquilo no mundo. Se não estiver perto de uma praia, improvise. Em seu quarto, na frente do espelho com o sistema de som tocando sua música favorita, você pode conseguir um pouco dessa mesma adrenalina, embora uma praia seja muito melhor!"

Jennifer, 31, editora, cidade de Nova York

"Sempre tenho ótimos momentos dançando na praia de Santa Cruz com amigos de minha terra natal. A turma tem um monte de tambores bongô, e todos ficam bem-humorados, aproveitando os sons do oceano juntamente com a batida da música. Hippies com cabelo rastafári dançam e bebem a noite inteira. Todos que vivem nessa região adoram essas noites – faz parte da cultura da Califórnia."

Melinda, 29, instrutora de surfe, Los Angeles

SE VOCÊ NÃO PODE DANÇAR DESCALÇA NA PRAIA...

Encontre algo que a faça sentir-se igualmente livre, algo que represente se livrar das preocupações. Para algumas mulheres, é esquecer suas dietas restritivas por uma semana; para outras, é tomar uma bebida alcoólica antes do horário habitual das sete da noite. Para outras ainda, trata-se de simplesmente esquecer-se das pranchas de cabelo e usar um rabo de cavalo todos os dias. Tudo que pode fazê-la se afastar do corriqueiro e do esperado é bom para o espírito.

42 Respire fundo no Parque Nacional Yosemite

De vez em quando, precisamos relaxar. Qual o melhor lugar para engolir essa lição de vida do que um parque nacional onde a cobertura de celular é quase inexistente?

Às vezes, é bom ver o mundo de forma realista, assim como nosso papel nele. A expansão gigantesca das árvores, as ravinas, o pôr do sol e a vida verde desse parque maravilhoso colocam tudo no lugar. Somos tão vigorosos quanto a natureza.

É difícil se concentrar no verdadeiro sentido do aquecimento global e na necessidade do planeta por amor e atenção quando nossa vida consiste em prédios cinzentos, calçadas duras e *workaholics*. Saia dessa selva de pedra e entre em uma área de grande beleza natural, e a vida ficará mais clara. O mundo é lindo.

Fui a uma festa há alguns anos, e um dos recursos para manter todos lá por mais tempo, gastando o dinheirinho suado no bar, era uma leitora ambulante de auras. Ela me viu e quase chorou (acontece muito comigo – parece que atraio sem querer todo maluco leitor de tarô e auras do mundo ocidental). "Você é tão verde, tão verde, mas está desbotando... Vá para uma floresta agora! Vá e abrace uma árvore, pelo amor de Deus! Arranque os sapatos e sinta a grama entre os dedos do pé antes de enlouquecer!"

Mesmo quando era criança, fui uma alma envelhecida que levava tudo e todos a sério, vendo o mundo em preto e branco. Minha natureza é de contemplação sincera, e não de impulsividade absurda. Quando fiquei mais velha, percebi que as cidades estimulam esse tipo de mentalidade; no entanto, estar em meio à natureza reduz essa sensação.

Acrescentar um pouco de verde me faz muito bem, e é uma ferramenta de desaceleração universal que todos deveríamos usar com mais frequência. Absorvi ao pé da letra as palavras loucas da leitora de auras e, quanto mais verde eu via, menos vermelha ficava, tornando-me mais calma. E Yosemite é realmente um dos melhores destinos nos Estados Unidos.

NÃO SOU A ÚNICA...

"As paisagens gloriosas oferecidas pelo Yosemite são um lugar excelente para começar. Caminhar pode parecer um trabalho árduo, mas com a paisagem em constante mudança e algumas respirações profundas, você se sentirá uma nova pessoa com um mundo novo se desvelando à sua frente."

Elizabeth, 24, publicitária, São Francisco

"Às vezes, é bom não falar, ouvir carros, ou andar correndo pelas calçadas. Nessa altura, vou para um parque ou floresta nacional, como Yosemite. E é assim que continuo sã."

Liza, 33, consultora de empresas autônoma, Tampa

SE VOCÊ NÃO PODE RESPIRAR FUNDO NO PARQUE NACIONAL YOSEMITE...

Encontre espaço e tranquilidade sempre que puder, respire profundamente e relaxe. Mesmo que isso ocorra em seu jardim, sair de casa pode lembrá-la de como as coisas simples – a luz do sol no rosto, a grama embaixo dos pés, observar joaninhas subirem em seus braços – realmente são as coisas importantes da vida.

43 procure por estrelas cadentes

Oscar Wilde declarou de forma memorável: "Estamos todos na sarjeta, mas alguns de nós olham para as estrelas." Gosto dessa ideia. Estamos todos aqui na Terra, passando por problemas e dilemas variados, mas acima de nós, todas as noites, sem falta, ocorrem explosões gloriosas de luz, calor e beleza. Puro brilho.

Estamos tão ocupados observando o que acontece ao nosso redor no nível do chão que perdemos a beleza lá em cima. Ver uma estrela cadente traz um momento de alegria infantil para todos que seguem seu caminho brilhante. Identificar três em sequência traz uma alegria de conto de fadas até para a mente mais descrente.

Uma vez, passei uma viagem inteira – e dolorosamente longa – de ônibus procurando por estrelas cadentes. Em uma tentativa de não gastar muito dinheiro, decidi pegar um ônibus barato entre Sydney e Melbourne, em vez de fazer a coisa certa e ir de avião. Era ainda mais barato fazer a viagem à noite; então, com os outros passageiros adormecidos e nove horas de aperto na escuridão diante de mim, enfiei fones nos ouvidos e olhei para cima. Enquanto a noite australiana deslizava pela janela, as estrelas caíam como chuva, e eu fiquei enfeitiçada.

Como você as identifica? Pode ser difícil. Você pode achar que alguns drinques ajudarão, mas, para ser honesta, um cérebro bêbado só a fará adormecer. Você precisa se concentrar. Deitar no chão na escuridão é melhor – com alguém que você ame é maravilhoso –, e você só precisa olhar para cima e se concentrar. Às vezes, você ficará deslumbrada em minutos; outras vezes, levará algumas horas. Porém, fazer isso é espantosamente relaxante, então por que ter pressa?

Por isso, quando estiver de férias, ou mesmo em casa em uma noite clara e calorenta, desligue a televisão e vá para a rua. Olhe para cima, procure as constelações e se maravilhe com a beleza de tudo isso.

NÁO SOU A ÚNICA...

"Uma das noites mais incríveis de minha vida foi ir ao Enchantment Resort em Sedona, Arizona, durante uma chuva de meteoros. Sentei na varanda de nosso bangalô com um de meus melhores amigos. De roupões, em um silêncio confortável, bebemos vinho e observamos as estrelas caindo do céu como chuva. Fiz três pedidos para as estrelas aquela noite e juro que, uma semana após nosso retorno à civilização, eles se realizaram."

Katie, 29, historiadora, cidade de Nova York

"Um vez, em Londres, sentei nos leões em Trafalgar Square com meu ex-namorado – foi muito romântico. Acho que sempre olhei para as estrelas com meus ex-namorados. Ficamos lá por cerca de uma hora, só olhando para cima."

Cacey, 36, mecânica, Martha's Vineyard, Massachusetts

SE VOCÊ NÁO PODE PROCURAR POR ESTRELAS CADENTES...

Siga os movimentos da Lua. Os eclipses nos afetam mais do que percebemos. 90% de nosso corpo é constituído por água, e vemos o que a Lua faz com as marés; então como ela afeta nosso humor? Pesquise no Google – há tantas coisas fascinantes para fazer (ou náo) dependendo das fases da Lua.

44 Faça uma viagem de carro

Você acha que está sempre correndo? Há muitos lugares para ir, pessoas para ver, sempre algo para fazer. Tudo fica um pouco estressante. Até nas férias, corremos para o aeroporto para pegar o voo, para passar pela alfândega e para encontrar a bagagem do outro lado. Estudos estatísticos comprovaram que os casais discutem mais nos aeroportos do que em qualquer outro lugar, apesar do fato de que, teoricamente, eles estão fazendo algo maravilhoso juntos – tirando férias.

Sendo assim, que tal evitar a correria a obrigação de ver tudo às pressas durante as férias costumeiras e, em vez disso, pegar a estrada? Existe algo um tanto antigo e romântico em passear com tranquilidade por uma região escolhida e se hospedar em pequenos albergues no caminho. Ou, de repente, mudar de ideia sobre uma rota ou destino e ter liberdade para fazer algo diferente.

Aos 21 anos, fiz o rito de passagem britânico esperado para essa idade: fui à Austrália. Após algumas semanas, minha amiga e eu estávamos cansadas de voar de cidade para cidade, fazer o que turistas fazem, ficar bêbadas em bares e seguir em frente. Então, decidimos diminuir um pouco o ritmo. Pegamos um barco para a Tasmânia, a ilha perto da costa de Melbourne, e alugamos um fusca verde berrante, velho e dilapidado. Achamos um mapa em algum lugar, mas o dispensávamos sempre que encontrávamos uma vista atraente. Não fazíamos a menor ideia de onde estávamos a maior parte das vezes, mas ficar perdidas nos deu uma oportunidade para falarmos com os moradores. A única desvantagem da viagem na estrada foi o número de demônios da Tasmânia que esmagamos com as rodas ao fazer curvas fechadas nas florestas (me arrependo disso). Porém, a viagem de carro em si foi prazerosa e libertadora – e acho que toda garota precisa se sentir um pouco Thelma e Louise (com exceção do precipício, claro) em sua vida pelo menos uma vez, não acha?

NÃO SOU A ÚNICA...

"Não pego o caminho que outros já trilharam. Esse é meu lema na vida – e para minhas férias. Meu trabalho é estressante, pois preciso administrar tudo perfeitamente, além de organizar uma equipe de mais de vinte pessoas. Então, em meu tempo livre, encho minha caminhonete com todos os luxos e delícias imagináveis, e meu marido e eu nos mandamos pelo país afora. A única coisa que planejo é a música que ouviremos ao chegar a cada estado. Gosto de trilhas sonoras apropriadas para cada viagem."

Sandra, 40, gerente de hotel, Little Rock, Arkansas

"Meu clube de jardinagem organizou uma viagem horticultural para Mystic, Connecticut, e decidimos alugar um carro e depois dirigir de volta para Atlanta. Havia bandeiras americanas para todos os lados, e todos que encontramos no caminho de volta nos receberam bem e com carinho. Dirigir pelos diversos estados de nosso país foi uma experiência verdadeiramente emocionante."

Stella, 53, fabricante e atacadista de presentes, Atlanta, Geórgia

SE VOCÊ NÃO PODE FAZER
UMA VIAGEM DE CARRO...

Faça uma de trem. Reconheço que dirigir pode ser uma tarefa estressante, então deixe alguém assumir esse estresse por você levando-a vagarosamente de A para B, evitando, assim, os aeroportos. Até mesmo uma viagem de trem com duração de quatro horas entre, digamos, Washington D.C. e Nova York pode ser divertida se você levar alguma comida e revistas, e deixar seus olhos contemplarem o mundo que passa correndo pela janela. Além disso, as estações de trem costumam deixá-la no centro da cidade, então você não precisa enfrentar aquela viagem menos cênica do aeroporto ao centro da cidade ao chegar.

45 Alimente arraias

Há muitos mistérios ocultos no fundo do mar. Felizmente, algumas dessas criaturas parecem gostar de nós. As arraias têm o apelido surpreendente de "ursos de pelúcia do mar". Se você esguicha um pouco da tinta da lula na direção de uma arraia, pode esperar receber um pouco de aconchego enquanto ela persegue sua fragrância favorita.

Por mais improvável que pareça, é muito bom ficar junto de uma arraia. As arraias parecem cogumelos gigantes e molhados, as coisas mais macias que você já segurou na vida (até mais macia do que um bumbum de neném bem hidratado!) e as mais gentis também.

Claro, existe o terrível rabo. Mas o segredo é a educação, e logo percebi que, quando tratadas com respeito e deixadas em seu ambiente seguro, essas criaturas são verdadeiros ursos de pelúcia inofensivos.

Se picarem você, elas morrem. Elas não querem atacá-la e só o farão ao se sentirem ameaçadas. O que elas realmente desejam é um café da manhã fácil, na forma de peixinhos ou pedaços de lula.

Alimentá-las é um pouco repugnante a princípio. Porém, a maioria das arraias – mesmo as que ficam no meio do oceano Pacífico ou do mar do Caribe – sabe o que a chegada de um barco significa. Em vez de ficarem amedrontadas por um grupo de turistas flutuando em sua vizinhança, elas nadam até a superfície para investigar, atrás de uma guloseima gostosa. As arraias parecem estar sempre sorrindo, o que as torna ainda mais adoráveis – e facilita superar o fato de que você está se comunicando com animais oceânicos selvagens, algumas delas podendo medir até 2,5 metros de comprimento!

Não se sinta obrigada a alimentá-las através de seus sorrisos, na parte ventral. É mais provável que você seja beliscada dessa forma. Quando experimentei esse prazer, aprendi a jogar pedaços de peixe em suas guelras – aqueles dois buracos que parecem olhos na parte superior da cabeça delas. Eu jogava um pedaço de peixe lá dentro, recebia uma carícia e um cafuné rápido, e logo aparecia outra por trás de mim para receber uma guloseima. Num certo momento, fiquei cercada e não consegui fazer nada a não ser rir e pensar em como nos comunicávamos com tanta facilidade.

Use um snorkel para obter uma visão memorável desses ligeiros cruzadores aquáticos enquanto eles investigam suas oferendas, mas nunca vista pés de pato. É fácil demais prender ou machucar um deles com esses calçados incontroláveis!

E vá fundo, faça-lhes um cafuné também.

NÃO SOU A ÚNICA...

"São engraçadas, as arraias. Estar com esses peixes lindos me lembra da natureza, da vida real, do ar puro, das ondas e do céu. Durante toda minha vida adulta, só prestava atenção a peixes quando escolhia pratos no cardápio do restaurante. Isso me lembrou de como o mundo todo trabalha junto – ou uns contra os outros."

Roberta, 32, escritora, Brooklyn, Nova York

"Fui o recheio de um sanduíche de arraias uma vez. Duas dessas criaturas sorridentes perceberam que eu era uma boa fonte de comida e brigaram para atrair minha atenção. A menor delas ficou impaciente e tentou mordiscar minha barriga, mas logo percebeu que eu não era tão gostosa quanto o peixe que jogava em suas guelras. Ainda tenho uma cicatriz minúscula, da qual me orgulho muito. Namorados potenciais ficam muito impressionados por minha ferida de guerra – sem perceberem que ela não doeu nada –, e nadar com esses peixes engraçados foi o melhor momento de minha vida."

Dann, 40, atriz, cidade de Nova York

SE VOCÊ NÃO PODE ALIMENTAR ARRAIAS...

Monte um aquário em sua casa e encha-o com peixes bonitos. Estudos provaram que observar peixes nadando para lá e para cá é o modo mais rápido de eliminar estresse que existe. Assegure-se de que o aquário seja grande e esteja cheio de objetos interessantes, e que você forneça comida e manutenção apropriadas. Então, recoste-se e relaxe com as espécies mais calmantes da natureza.

46 Faça um safári na África

"Hakuna matata", cantou aquele pequeno suricato peludo da Disney com seu amigo javali. Significa nada de preocupações (pelo resto de sua vida), mas, se deseja verdadeiramente se livrar das preocupações até o fim de seus dias, você devia ir ao encontro da natureza.

Existe algo na grandeza das planícies africanas que a deixará boquiaberta, se sentindo viva e, em última análise, muito, muito pequena. E isso não é nada ruim. Não somos todas um pouco culpadas por achar que o mundo gira à nossa volta, ou que nossos problemas são enormes e insuperáveis? Ficar em pé sobre uma rocha, de frente para o vasto espaço de vida e luz que é a paisagem africana, a fará perder o fôlego e ser mais humilde.

Fazer um safári a fará sentir como se estivesse ligada em uma tomada. De repente, seu corpo inteiro se conscientiza de suas necessidades mais naturais – você acorda com o sol e dorme quando a lua aparece. Come comida simples e bebe água. O ar puro e a fisicalidade ajudam a dormir profundamente e sem estresse. Sua mente se acalma (sem a necessidade de um professor de ioga) enquanto você toma banho olhando para as copas das árvores e para as criaturas escondidas nos galhos.

Você volta para sua selva de pedra se sentindo mais leve, pois viu esse outro mundo que existe a apenas uma viagem de avião, uma terra onde a natureza ainda domina e os humanos podem aprender lições de orgulho, lealdade e força com as criaturas maiores ao redor deles. Quando for, e sinceramente espero que você vá, não apenas tire fotografias – muitos dos que fazem safári na África passam o tempo inteiro olhando-a por trás das lentes de uma máquina fotográfica. Capture alguns momentos importantes, claro, mas recoste-se, observe, fique quieta e pense o resto do tempo.

NÃO SOU A ÚNICA...

"Os elefantes no rio Chobe, em Botsuana, tiveram um impacto maior em mim do que o Grand Canyon ou as cataratas do Niágara. Até onde o olho alcança, grupos de famílias compostos de duzentos ou trezentos elefantes se movimentam, vagarosamente, segurando os rabos uns dos outros e se ajudando mutuamente ao longo do caminho. A zebra macho protege sua família de uma forma tão tradicional que é extraordinário. Vale a pena pagar um guia profissional que a ajudará a se aproximar dos animais com segurança. Passamos de carro a 3 metros de um leão e sua leoa. O guia nos disse que, contanto que ficássemos no carro, o leão nos veria como um animal grande que ele não tem condição de enfrentar. Ele não nos veria como comida!"

Helen, 50, dona de casa, Londres

"Você precisa ver o pôr do sol. Os pores do sol africanos produzem cores que jamais vi na vida. Todas as noites, onde quer que estivéssemos na África, parávamos ao pôr do sol para tomar um gim-tônica. Com o tinir do gelo em nossos ouvidos e a fragrância leve de limão enchendo nossas narinas, observávamos o sol descer sobre o mar ou sobre o horizonte, e sentíamos nossas preocupações se desfazerem com o calor do dia. Foram as melhores férias que já tive. Você não pode morrer sem ver a África. Por favor!"

*Karen, 45, assistente pessoal,
Sacramento, Califórnia*

SE VOCÊ NÃO PODE FAZER UM SAFÁRI NA ÁFRICA...

Dê uma olhada nos canais National Geographic e Discovery ou alugue a série de DVDs *Planet Earth*. Você pode ficar absorvida com os reality shows durante uma tarde, mas certamente não há realidade mais verdadeira do que a vida na Terra. E você pode aprender fatos interessantes para divertir seus convidados em um jantar ou para ensinar a seus filhos um dia. Se um animal específico a atrai, ajude uma instituição de caridade que esteja procurando proteger o futuro desse animal no mundo. A instituição a manterá atualizada, o que fará a África ir até você.

47 nade com tubarões

Você acha que sou louca por sugerir isso, certo? Quando criança, você pulava para trás do sofá sempre que ouvia a música *tân-tân, tân-tân, tân-tân*, no filme *Tubarão* avisando que algo bem desagradável aconteceria. Desde então você pensa que tudo que nada no mar e tem dentes grandes deve ser evitado a todo custo.

Certo? Errado!

Se você pesquisar companhias de turismo respeitáveis e prestar atenção quando sair em uma expedição, verá que esse é um desafio seguro e compensador. Todo mundo que conheço que nadou com tubarões considera essa a experiência mais emocionante de sua vida. Vou parecer ainda mais maluca quando sugerir que os tubarões foram mal-interpretados pelas lentes das câmeras e pelos efeitos especiais de Hollywood, mas é verdade. De fato, alguns humanos morreram após terem sido atacados por tubarões, mas é mais provável que você morra pescando do que sendo atacada por um peixe gigante. Há algo tão simbolicamente corajoso em nadar com tubarões que você se sentirá mais forte e cheia de vida no momento em que mergulhar no grande e profundo mar azul.

Fora de um aquário, encontrei pela primeira vez essas criaturas marinhas lisas nas ilhas Maldivas. Todas as manhãs, ao passear pelo deque de madeira do meu hotel, com o iPod nos ouvidos tocando algumas músicas bem *soul*, eu me deslumbrava contemplando o mar sob mim. Parava e espiava a agitação colorida dos peixes tropicais se movendo rapidamente entre as rochas e as algas, e pendurava meus pés sobre a beira para roçar a água e me refrescar.

Uma manhã, enquanto fazia isso, ouvi um estrondo alto – e sei que deve ter sido alto porque ouvi claramente, apesar do som do álbum de Morrissey que baixei da internet especialmente para essa viagem. Arranquei os fones dos ouvidos e procurei além da ponta de meus pés pela causa de tal distúrbio.

Pela translucidez turquesa, vi uma briga aquática, o equivalente oceânico de uma briga de botequim. Um tubarão de recife estava disputando um pedaço de peixe com uma barracuda! Ela segurava o pargo com força entre suas mandíbulas de tesoura, e o sangue do peixe formava nuvens vermelhas ao redor delas, atraindo o tubarão. Eles lutavam muito e mordiam um ao outro, até que a barracuda desistiu diante do mais poderoso rei das águas e foi embora, faminta.

Ora, em vez de ficar desencorajada pela água ensanguentada e pela criatura assassina aos meus pés, mergulhei para ver mais de perto. O tubarão era lindo, como um carro esportivo prateado – rápido, aerodinâmico e feito para correr. Ele devorou o peixe e nadou entre minhas pernas (não estou brincando!) e na direção do recife. Esse foi um verdadeiro momento "uau!".

Esse primeiro encontro me levou a muitas outras emoções com os tubarões: observá-los nadando e seguindo meu navio de cruzeiro pelo Caribe, jogar peixes para eles à noite de um píer nas ilhas Maurício, mergulhar com eles no Egito... e, até hoje, o único que me sobressaltou foi aquele, mecânico, de Steven Spielberg no Universal Studios.

NÃO SOU A ÚNICA...

"Nosso guia de turismo taitiano nos mandou colocar os snorkels e pular no mar. Meus joelhos começaram a tremer e fiquei um pouco na dúvida. Por que me inscrevi para nadar com tubarões? Antes que pudesse ter um ataque de pânico completo, me joguei do barco dentro da água gelada. Olhando para baixo, em um abismo de 15 metros, vi sombras circulando e depois um bote espetacular a aproximadamente 6 metros à minha frente, quando o primeiro tubarão abocanhou o pedaço de atum jogado de nosso barco no mar. Juntando-se para pegar essa comida fácil, os tubarões ignoravam os humanos sem sangue e parados, permitindo-nos vê-los bem de perto, em seu habitat natural."

Layla, 31, editora de viagem, Maui, Havaí

"Por alguma razão, sempre quis entrar em uma jaula e ser atirada no mar cheio de tubarões. Mas a ideia me apavorava até que um dia eu vi fotografias da Elizabeth Taylor idosa aceitando o desafio. Então, fui em frente. Foi a experiência mais apavorante de minha vida – meu coração batia tão forte em meu peito que pensei que iria atravessar a roupa de borracha. Foi o maior fluxo de adrenalina que já tive. Por que se dar ao trabalho de fazer *bungee jump* quando a natureza lhe oferece isso?"

Andy, 28, contadora, Houston, Texas

SE VOCÊ NÃO PODE NADAR
COM TUBARÕES...

Então nade com golfinhos! Parece menos perigoso e um tanto turístico, mas ainda assim é uma experiência incrível. Fui jogada para o alto após me equilibrar no nariz de um golfinho. Perdi a parte de baixo do biquíni quando cai na água, mas valeu a pena a vergonha que senti. No entanto, precisei queimar a fita de vídeo dessa experiência.

48 Esquie no inverno

Esquiar é uma das atividades mais revigorantes, sensacionais (e estimulantes) que se pode fazer. Obrigada à Mãe Natureza e à pessoa que inventou os dois pedaços de pau para deslizar.

Veja bem, não sou uma esquiadora por natureza, nem uma clássica tiete da neve. Um de meus irmãos sempre diz, adoravelmente, a seus colegas de snowboard metidos a besta, cuja principal ocupação nos declives parece ser aterrorizar aqueles de joelhos trêmulos ao passarem em alta velocidade com iPods nos ouvidos, que eu sou "toda equipamento, mas nenhum fundamento".

Sou mais o que você chamaria de uma esquiadora lesma. Mexo-me tão devagar que é surpreendente que ainda consiga ficar em pé. Porém, isso me apraz. E sabe por quê? Porque tinha 30 anos quando coloquei um par de esquis nos pés pela primeira vez. Pensei que não seria capaz de fazer isso e sempre evitei viajar para as pistas, preferindo escapar de minha depressão sazonal fazendo passeios curtos para climas mais quentes.

Porém, devido às demandas do irmão praticante de snowboard citado anteriormente, me aventurei nas montanhas e nunca olhei para trás. Admito que olhei para baixo com um pouco de medo nos primeiros dias.

Se estiver inspirada a praticar esse esporte de inverno, contrate um instrutor bastante sensual para distrair você nos primeiros dias, os quais incluirão tipicamente o seguinte: fraqueza, dores musculares, juntas doloridas, bumbum roxo, câimbras dolorosas, ataques de pânico, ataques de choro, momentos de puro horror e um medo irracional de fracassar (sobretudo quando você tentar desembarcar do teleférico em movimento sem cair e receber uma pancada na cabeça do próximo esquiador).

Depois de passar por tudo isso – assim como eu agora –, terá um paraíso de marshmallows grelhados e banheiras de hidromassagem quente à sua espera. Chama-se *après-ski*, e certamente é a maior maravilha que os franceses já inventaram.

Après-ski é algo maravilhoso para qualquer mulher jovem desfrutar, e deveria ser experimentado mesmo se você não se considera suficientemente esportiva para levar a parte de esquiar a sério. Faça o que eu faço: justifique passar a noite dando bicadas em um *pinot noir* na frente da lareira de lenha fazendo duas descidas pela pista para iniciantes pela manhã. Se você cair, recompense-se com uma ida ao spa para receber uma massagem corporal com óleos de aromaterapia, para que sua noite de *après-ski* não seja ameaçada.

Quase desisti de praticar esqui. Pensei que nunca conseguiria. Graças aos céus retifiquei o erro, porque não há nada comparado a se divertir na neve.

NÃO SOU A ÚNICA..

"No escritório, sou uma chata, não me importo de admitir isso. Entro, faço meu trabalho, me comporto e vou para casa. Passo os fins de semana como uma boa menina: vou à ginástica, evito biscoitos de chocolate recheados e limpo o apartamento. Mas aí chega dezembro, eu vejo as previsões do tempo sobre neve no norte e, quando ela alcança alguns centímetros, eu me mando. Chego às pistas e me torno um demônio veloz. Fico com as faces rosadas, o vento passa por meus cabelos e minha felicidade dura até março."

Katie, 29, conselheira hipotecária, Cleveland

"Não pense no esqui somente como um exercício físico ou a oportunidade para comprar roupas quentes e bonitas em tons pastel. Tenho de admitir que penso assim, mas também é uma ótima maneira de se encontrar homens – e não apenas qualquer homem, mas os excitantes, esportivos e ousados! Eles são os tipos que geralmente encontro no teleférico da estação de esqui. Todos são vencedores."

*Stephanie, 36, advogada,
Colorado Springs, Colorado*

SE VOCÊ NÃO PODE ESQUIAR NO INVERNO...

Pelo menos faça um *après-ski*, mesmo que não esteja perto de uma montanha. Decore sua casa com luzes brilhantes, ligue o aquecimento, reúna algumas amigas para uma cidra quente (ou um Baileys Irish Cream ou uma garrafa de vinho tinto encorpado) e discuta sobre esquiadores famosos. Deixe a neve cair, você sabe que quer isso...

VIAJANTE INTERNACIONAL

49 Faça uma viagem de trem inesquecível

A ideia de uma viagem de trem evoca o encanto do período vitoriano e a elegância de antigamente, ausentes em outros meios de transporte. Bufando enquanto anda, com o vapor formando nuvens e o apito cumprimentando os transeuntes, o trem é uma forma romântica de chegar a algum destino sem aquela sensação de sujeira e encardido deixada pelos aviões – ou sem a dor de cabeça (ou vontade de ir ao banheiro) de estar presa em um carro.

Há alguns anos, peguei um trem noturno de Londres para Edimburgo, a capital da Escócia – uma cidade que possui um grande castelo e vielas com paralelepípedos. Foi apropriado que, enquanto passávamos pelos jardins da Inglaterra em direção ao norte, eu ficasse deitada de pijama térmico, aconchegada em minha pequena cabine lendo o último livro de Harry Potter. Ele fora lançado naquela semana, e eu, muito entusiasmada, o comprei para a viagem. Acordada ao amanhecer com um toque na porta e uma xícara de chá, me senti surpreendentemente revigorada. As camas de trens são arcas mínimas, e os lençóis, ásperos, mas o movimento constante proporciona uma noite de sono restauradora. Levantei-me ao chegarmos à estação e admirei todos os outros passageiros que desembarcavam com suas bagagens, obedecendo ao apito do condutor para se dirigirem rapidamente para a saída. As sete horas passaram tão tranquilamente que estava pronta para um fim de semana prazeroso em Edimburgo – *haggis*, homens cabeludos usando *kilt*, barras de chocolate fritas... e mais algumas brigas com bruxos durante meu tempo ocioso. Não é tudo de bom?

NÃO SOU A ÚNICA...

"As pessoas sempre acham que voar é a forma mais fácil de viajar. Pode ser a mais rápida, mas certamente não é a mais fácil. Me aborreço só de passar na imigração. Agora, quando viajo entre minha nova vida em Nova York e minha antiga base familiar em Boston, pego o Acela Express em vez de ir para o aeroporto JFK. Passo por Providence, pelas cabanas de lagostas, fazendo piuí-piuí, e meus ouvidos não ficam entupidos!"

Amber, 25, assistente bancária, cidade de Nova York

"Aos 8 anos, fui com minha mãe ao estado de Washington. Ao voltarmos para nossa casa em Indiana, ela me perguntou se eu queria voar ou pegar um trem. Escolhi o trem porque queria ver os Estados Unidos. Foi deslumbrante; atravessar as Montanhas Rochosas de trem foi inesquecível. O trem passa pelo meio e ao redor delas, que são cobertas de nuvens. Levou cerca de quatro dias, e aprendi a jogar buraco com os outros passageiros para ajudar a passar o tempo. Ainda lembro o quanto conversei com tantas pessoas interessantes."

Nicole, 33, musicista, Sacramento, Califórnia

SE VOCÊ NÃO PODE FAZER UMA VIAGEM DE TREM INESQUECÍVEL...

Pelo menos, torne sua viagem de avião ou carro o mais confortável possível. Reserve tempo suficiente para chegar ao aeroporto sem estresse, prepare lanchinhos (você sabe que a comida será horrível e cara), vista roupas confortáveis e soltas e leve algo macio para se cobrir.

50 Compre até cansar em Nova York

Certamente não herdei o estilo natural de Jackie Onassis e Coco Chanel. Droga, não sou nem naturalmente estilosa como uma das gêmeas Olsen indo para o Starbucks após uma noitada no Teddy's, em Hollywood. Não consigo ver como as cores e os tecidos interagem para me fazer parecer magra, bem-arrumada e atraente.

Portanto, quando cheguei à cidade de Nova York armada com um pouco de dinheiro e um armário vazio, sabia que precisava contratar um assessor de compras pessoal. Meu novo emprego exigia minha presença (apropriadamente vestida) em reuniões, festas e na televisão. Sem um pouco de ajuda, eu pareceria menos como uma editora-chefe e mais como um monte de lixo.

Entrar na loja Henri Bendel foi assustador. Acessórios e caixas cintilavam de todas as superfícies. As vendedoras enfileiradas pareciam tão elegantes que podiam ter sido facilmente usadas como manequins e colocadas nas vitrines da 5ª Avenida que ninguém perceberia. Atrapalhadamente, subi as escadas contorcidas e ornamentadas até a área de moda feminina – em busca do homem que salvaria a mim e ao meu estilo.

Lá estava ele, um boneco exuberante, *au naturellement*, vestido em vinil e me lançando um olhar malévolo, claramente mal-impressionado com a roupa que eu vestia. Meu assessor de compras pessoal. Ele me arrastou pela loja como se estivéssemos correndo uma minimaratona, depois me jogou em uma cabine com um copo de água. Enquanto me recuperava e pensava, *O que diabos estou fazendo aqui?*, meu AC reunia os últimos lançamentos e os trazia para mim.

Foi aí que começou meu caso de amor com as compras. Nada de filas, nada de procurar pelos tamanhos, nada de esperar por uma cabine para experimentar as peças. Ele fez toda a correria e o levantamento de peso e conferiu tudo enquanto eu, sentada (tenho certeza de que me traíam um cappuccino e alguns biscoitinhos se eu pedisse), dizia sim ou não e, de vez em quando, me apaixonava por algo e experimentava. A cabine do assessor de compras pessoal era ampla e bem-iluminada. Um enxame de assistentes ficava a postos para elogiar uma roupa, ou calmamente me convencer a desistir de um item que fazia meu traseiro parecer do tamanho do Texas.

A *pièce de résistance* foi a costureira, que aparecia sempre que eu estava prestes a guardar o cartão de crédito porque algo estava por demais curto, longo ou apertado. De joelhos aos meus pés, ela ajustava a bainha ou soltava o forro, de forma que a roupa parecia ter sido feita sob medida.

Gastei muito dinheiro naquele dia, mas me senti como uma rainha e voltei todas as vezes que precisei parecer e me sentir fabulosa.

Essa é a curtição da cidade de Nova York. As lojas lá não apenas importam os melhores itens do mundo inteiro, mas os vendedores são os melhores do mundo também. Comprar é uma religião. Você não encontrará produtos mais sedutores em nenhum outro lugar do planeta... ou vendedores mais perigosamente sedutores!

NÃO SOU A ÚNICA...

"As pessoas pensam que comprar em Nova York significa adquirir itens de estilistas famosos e lojas de departamento caras na 5ª Avenida. Não é nada disso. Vá até o Brooklyn. As lojas pequenas e *vintage* de Williamsburg e Brooklyn Heights são fabulosas e razoáveis, e lá existem confeitarias ótimas para você recarregar as baterias quando precisar de uma dose de açúcar nas veias."

Clare, 36, estilista, Brooklyn, Nova York

"Viajo duas vezes por ano de Londres a Nova York porque já percebi que o que economizo nas ótimas lojas de descontos e nas lojas de caridade de Chinatown mais do que cobre o custo da passagem – e ainda encontro minhas amigas americanas adoráveis."

Rose, 33, analista de risco, Londres

SE VOCÊ NÃO PODE COMPRAR ATÉ CANSAR NA CIDADE DE NOVA YORK...

Pesquise as páginas da internet das principais lojas da Big Apple. Bloomingdale's e Barneys são conhecidíssimas, claro, e muitas outras marcas grandes começaram na cidade. Mesmo se estiver a quilômetros de distância de qualquer local que não seja uma fazenda ou um posto de gasolina, fique na moda se esbaldando nas vitrines virtuais da internet e, de vez em quando, comprando algo essencial.

51 Mostre sua cidade natal para um visitante

Viajar é um dos maiores prazeres da vida, acredito, mas às vezes ficamos tão ocupadas planejando nossa próxima viagem que nos esquecemos de parar e apreciar onde estamos. Viver em um país estrangeiro permitiu que eu me apaixonasse de verdade por minha terra natal, de uma forma que muitas pessoas nunca poderão fazer.

Ei, admito que ter nascido e sido criada em Londres é uma bênção – e sempre tive consciência disso. A Inglaterra não é apenas um lugar maravilhoso em termos de história, arquitetura e criatividade, mas também fica a apenas um passo da França, Escócia, Irlanda e assim por diante. Um fim de semana em Copenhague? Fácil. Almoço em Bruxelas? Certamente. Quer ver a ópera em Verona na próxima quarta-feira? Combinado.

Sempre me senti sortuda, mas o verdadeiro orgulho por minha terra natal surgiu quando comecei a levar norte-americanos à Inglaterra para se hospedarem com meus pais.

Meu assistente, Derek, é um jovem anglófilo adorável, que, até começar a trabalhar para mim, nunca saíra dos Estados Unidos. Estimulo toda minha equipe a viajar, e temos uma coluna permanente sobre férias na revista *OK!* que é sempre escrita por um deles. Após um ano no escritório, Derek havia visitado Belize e o Caribe, mas, como fã número um das Spice Girls e de

Harry Potter, ele sempre quis conhecer a Inglaterra. Trabalhar com um monte de britânicos na *OK!* aumentou ainda mais seu desejo, apesar de nossa atitude distante e panes mentais.

Planejar a viagem de Derek a Londres comigo foi tão divertido quanto planejar férias exóticas em algum lugar para o qual eu nunca fora antes. Devoramos mapas de caminhadas e marcos turísticos, e o enchi de informações sobre que princesa morou aqui e que escritor viveu acolá. Quando finalmente chegamos à capital, eu estava tão animada quanto uma criança na manhã de Natal. Sim, apesar dos três anos recentes em Nova York e do mesmo tempo de estudo em Canterbury, principal centro religioso do Reino Unido, sempre vivi em Londres e conhecia suas ruas de paralelepípedos e pubs lúgubres como a palma da minha mão. Porém, vê-la através dos olhos de um turista fez dela uma novidade excitante novamente.

Pergunte à pessoa que está visitando o país o que ela ouviu sobre sua cidade natal e o que gostaria de visitar. Um novo visitante poderá ajudá-la a descobrir lugares que você nem imaginava existirem. Ver seu lugar de nascimento através de um novo par de olhos poderá ajudá-la a perceber o que a deixa orgulhosa, o que a deixa um tanto constrangida e o que a faz sentir-se feliz por chamar essa cidade de lar. Servir de guia a um estranho tem o poder de levá-la de volta à verdade: que o lar é, de fato, onde está seu coração.

NÃO SOU A ÚNICA...

"Adoro quando amigos de minha cidade natal vêm me visitar em Nova York. Vim para cá para fazer faculdade e nunca mais saí, então, muito embora não seja o lugar onde nasci, essa cidade se tornou parte de minha alma. Tenho muito orgulho de saber onde conseguir o melhor *curry* ou a melhor pizza, e receber visitas me faz lembrar disso."

Katie, 28, escritora, cidade de Nova York

"Levar pessoas para casa não apenas a apresenta novamente aos lugares e bares locais que você talvez já tenha esquecido, mas também ajuda a ver sua família e seus amigos com um olhar renovado. Às vezes, isso não é bom, e acabamos suplicando para sair do lugar, mas na maioria das vezes essa oportunidade nos permite apreciar o que temos."

Tania, 32, musicista, Topeka, Kansas

SE VOCÊ NÃO PODE MOSTRAR SUA CIDADE NATAL PARA UM VISITANTE...

Não espere até ter alguém a quem impressionar – você pode ficar esperando para sempre. Procure cursos sobre a história local e eventos em sua área. Sempre há algo acontecendo embaixo de seu nariz. Vasculhe os anúncios nos jornais locais. Trilhas de caminhada em meio à natureza na periferia da cidade oferecem paisagens lindas, além de ser uma maneira divertida de entrar em forma.

52 Observe pessoas em Paris

Observar homens idosos fumando em um café enquanto senhoras em vestidos pretos justos bebericam *espressos* e se reclinam para fofocar conspiratoriamente é uma forma deliciosa de passar o tempo. Enquanto o mundo passa correndo, Paris – como cidade – senta e contempla o drama, os transtornos, o glamour e a vibração.

Ficar sentada sozinha a uma mesa pode ser desconfortável em outras cidades. Na capital francesa, no entanto, não é apenas aceitável e corriqueiro, mas tão prazeroso quanto observar um artista espalhar suas tintas sobre uma tela para ver o que surge dela. Paris na primavera – e em qualquer época do ano, aliás – é uma pintura viva. Você se sente mais criativa e como se pudesse entender o mundo e seus dramas apenas respirando seu ar.

Para mim, poucas coisas foram mais divertidas do que espiar amantes brigando nos cantos do Musée de l'Orangerie ou admirar a confiança das mulheres sedutoras escolhendo lingerie para seus novos amantes nas Galeries Lafayette. Pegar o trem dos subúrbios de Cormeilles-en-Parisis até a Gare du Nord ajuda muito a entender a vida cotidiana dos franceses e a paixão com que fazem tudo.

Seria muito pouco britânico de minha parte fingir que sempre nos entendemos com os sapos, como gostamos de chamá-los (não é unilateral – eles se referem a nós como os rosbifes, por causa de nossa obsessão por assados nos jantares de domingo). Na verdade, minhas primeiras viagens a Paris foram difíceis, para dizer o mínimo. Entre 11 e 18 anos, sempre em abril, viajava para lá e me hospedava com uma família francesa. Todos os anos, eu entrava no avião com uma sensação de sofisticação impressionante. Mesmo quando era pré-adolescente, sabia que estava sendo corajosa e admirável indo a Paris para aprender uma nova língua enquanto minhas amigas ficavam apavoradas com o simples ato de fazer compras sozinhas. Apreciei a educação que essa oportunidade me proporcionou, o fortalecimento da alma e, certamente, minha professora de francês gostou de, enfim, ter alguém com quem conversar na aula!

Mais zut alors! Ma bonne amie était horrible! Minha amiguinha de correspondência francesa era uma muito chata, e nitidamente não queria que seu verão fosse estragado por aquela inglesinha esquisita que batia em sua porta sempre em abril. Ela queria fumar seus Gitanes e escutar Vanessa Paradis com o rapaz vizinho. Em vez disso, minha chegada significava visitas educacionais ao Louvre e a Versalhes. Pior ainda, quando ela ia para a escola, eu tinha de ir com ela. Pobre menina. Deve ter sido constrangedor para ela. Apesar de ser toda certinha e estudar muito, eu ainda por cima falava a língua dela com um forte sotaque *cockney*, e suas amigas zombavam de mim.

Foi aí que fiquei obcecada por apenas observar. Eu lhe fazia um favor e desaparecia uma tarde inteira para deixá-la recuperar sua sofisticação. Indo para as ruas sem um destino específico, eu sentava em parques e cafés e observava o mundo passar. Contei centenas de cãezinhos, milhares de mulheres rabugentas carregando baguetes, milhões de crianças sendo levadas de aula para aula vestidas com aventais azuis bem cuidados. A cidade é um Cézanne na vida real – uma bela paisagem a ser observada, e não entendida.

Só me senti parte da cidade quando parei de tentar entender tudo. Então, assim que parei, entendi. E aí ela realmente me conquistou.

NÃO SOU A ÚNICA...

"Para uma amante da moda, Paris é o paraíso. É o centro: tem a melhor semana de moda, e todas as casas de alta-costura estão lá. A elegância está impregnada nas ruas e calçadas. Eu adoraria voltar lá."

Marielle, 30, compradora de moda, cidade de Nova York

"Como cidade, Paris sempre atende às minhas expectativas. Ela nunca muda. Você poderia pular em uma máquina do tempo, voltar a 1955, e tudo pareceria igual. Não se trata de uma cidade comprometida com tendências passageiras ou modismos, como Nova York e Londres."

Briony, 31, estilista, Dublin

SE VOCÊ NÃO PODE OBSERVAR PESSOAS EM PARIS...

Você pode liberar seu lado abelhudo fora da Cidade Luz. Adoro sentar com um café (ou com uma casquinha de sorvete em um dia quente) e observar o fluxo e o refluxo ao meu redor. É como um reality show bem à sua frente, sem a trilha sonora horrenda ou o apresentador arrogante. Frequentemente, preciso me controlar para não rir de mim mesma e parecer uma desvairada.

53 *Diga sim para uma noitada com os habitantes locais*

A exaustão física e a adaptação ao fuso horário provocadas por uma viagem são sensações irritantes. Você planeja a viagem durante meses, às vezes, anos, e depois, na hora em que chega a solo novo, cama é tudo que você deseja ver, e dormir é tudo que quer fazer. Que horror, que tédio.

É fácil ceder à urgência de descansar. Já passei por essa exaustão física que me fez sentir como se tivesse nadado por um mar de xarope de bordo. Mas quanto mais viajo, mais percebo que dormir é para os fracos. Minha inspiração vem do adorável Lionel Richie, que recomendava não apenas dançar no teto, mas festejar a noite inteira.

Quando você chegar a um território estrangeiro e encontrar habitantes locais que a convidam para sair, diga sim – não importa como se sinta. Você sempre pode dormir no dia seguinte. Por melhor que seja seu guia de viagem ou sua operadora de turismo, eles não saberão sobre os segredos ocultos de uma cidade. Conhecer pessoas que vivem nela é a melhor maneira de escapar de armadilhas para turistas e de estereótipos e viver o lado desconhecido da cidade.

Não estou sugerindo que você leve seu novo amigo para casa (o cara simpático que acaba se revelando o chefão do tráfico da área), mas estou encorajando divertir-se com segurança em um grupo, com pessoas que realmente conhecem a região.

Há alguns anos, visitei a Islândia com algumas amigas inglesas. Havíamos lido alguns panfletos e falamos com alguns amigos britânicos que foram lá no ano anterior, então sabíamos que tínhamos de nadar na Lagoa Azul e tomar coquetéis no bar da Björk. Felizmente para mim, um de meus colegas de viagem (um ator que estava tirando alguns meses de férias para "deixar a barba crescer para um papel") estava namorando a Miss Islândia.

Isso transformou nossa viagem. De repente, a rainha da beleza e seus amigos nórdicos estavam nos levando para uma noite de requinte islandês não incluída nos guias de viagem. Bares da moda, ruas loucas e um jantar gastronômico com o prefeito da cidade – seguido por uma festa no apartamento dela, onde entornamos bons goles de bebidas fortíssimas e comemos tubarão em putrefação.

Tudo bem, a inclusão desse último item é dispensável. E não foi nada fácil acordar para um passeio de pônei através das geleiras ao nascer do sol (bem, acho que tive apenas duas horas de sono!). Porém, valeu a pena. Eu pareço chocada em todas as fotografias dessas férias e acho que peguei uma gripe quando voltei para casa, mas vi a verdadeira Islândia. E foi tão gelado quanto sugere o nome do país na língua inglesa.

NÃO SOU A ÚNICA...

"Minhas amigas e eu passamos 24 horas maravilhosas na Grécia, há alguns anos, evitando os bares de turistas e aproveitando para quebrar pratos, uma tradição grega antiga. Ficamos amigas de alguns pescadores, fomos ao restaurante da família deles, comemos muito bem e ouvimos ótima música. O fato de que eles tinham filhos atraentes também ajudou!"

Hayley, 33, dona de casa, Londres

"A Filadélfia pode parecer um lugar um tanto sem graça do ponto de vista histórico se você não sabe aonde ir. Porém, com os moradores da cidade, você conhecerá mais do que o Sino da Liberdade. Apesar de estar exausta e seduzida pelo cardápio do serviço de quarto, me juntei a alguns moradores e visitamos os pubs irlandeses.

Depois, fomos a um lugar lendário que servia bifes com queijo, prato típico da área, às três da manhã. Não gostei muito do tal restaurante, mas o resto foi legal."

Emily, 30, executiva de relações públicas, Trenton, Nova Jersey

SE VOCÊ NÃO PODE DIZER SIM PARA UMA NOITADA COM OS NATIVOS...

Indague na recepção do hotel. Não dependa das armadilhas para turistas e dos batidos guias de viagem. Pergunte quais são as novidades e aonde os nativos vão. E se você está cansada, simplesmente tome um *espresso*. Só se vive uma vez.

54 Esbalde-se na Bourbon Street (mas não espere para ir lá durante o Mardi Gras)

Aventurar-se no coração do Quarteirão Francês de Nova Orleans é como deixar os Estados Unidos e entrar em um mundo diferente. Claro, você pode encontrar um McDonald's ou um Starbucks se procurar, mas em geral não é apenas a arquitetura de lá que é europeia, a atitude também é. E, numa terra de drive-thrus e shoppings monótonos, isso é muito bom.

Os turistas e os festeiros tendem a pensar que a única época para se ir a Nova Orleans é durante o Mardi Gras, aquela semana maluca em meados de fevereiro ou início de março, quando as garotas são motivadas a mostrar os seios em troca de contas extremamente coloridas. Por ser um pouco puritana, acho que esse é um motivo perfeito para pular essa época e ir lá só quando não houver tanta nudez caótica. *Sempre* há uma sensação de malícia no ar. Você pode não ser solicitada a tirar a roupa nas outras épocas do ano, mas não tema – você vai se divertir.

A famosa rua de bares em N'awlins é apropriadamente chamada de Bourbon Street. No primeiro andar, você encontrará um bar com pintura fluorescente, seguido por um clube de *striptease*, interrompido por uma loja que vende *po'boys** para viagem, seguido por ainda outro bar com pintura fluorescente. Isso continua em ambos os lados da rua por aproximadamente 1 km. É uma maravilha.

Fui lá no último Dia de Ação de Graças com duas amigas. No instante em que nos registramos no hotel, nos sentimos em casa. Considerando os problemas monumentais que a cidade enfrentou desde o furacão Katrina, a atmosfera era muito acolhedora e carinhosa, transmitindo uma sensação de energia instigante.

Tomamos uma taça de champanhe calmante no bar do Ritz-Carlton para planejarmos o ataque a essa capital da festa. Com um mapa aberto à nossa frente, sabíamos que nosso ponto de chegada tinha de ser a meca de todos os fanfarrões – Pat O'Brien's, o berço lendário do *hurricane*, o coquetel mais letal do planeta. "Tome apenas um – é o suficiente para mandá-la para o espaço", nos avisaram vários ex-alunos da universidade local antes de viajarmos para lá. Que bobagem! Sou inglesa. Os ingleses sabem como tomar uma birita. Ou assim eu pensava.

Atacar os bares em um dia frio de novembro, soa deprimente, mas a atmosfera era de Carnaval, dia de Natal e festa de

---

* Sanduíche tradicional de pão francês com carne ou frutos do mar fritos (*N. da T.*)

formatura, tudo ao mesmo tempo. No primeiro bar, minhas amigas decidiram pegar leve. Pensei *Dane-se, estou aqui,* e pedi um balde de Jack Daniel's com coca-cola diet (claro, o fato de ser diet ajudaria!).

– Você o quer em um balde para viagem, querida? – perguntou a senhora com botas de caubói atrás do bar.

Claro que sim!

Após 15 fotografias minhas posando com uma caneca de plástico gigante, seguimos adiante, através da multidão de embriagados (nós também estávamos, então achamos que todos eram muito bonitos), cantando, rindo e desafiando umas às outras a entrar em outro bar, até que, de repente, lá estava ele, como uma visão no deserto: Pat O'Brien's, o lar do furacão.

"Três *hurricanes*, por favor", anunciamos – como se algum visitante fosse pedir qualquer outra coisa. O barman bombeou um líquido vermelho brilhante direto de um barril imenso em três canecas para turistas. A receita é tão secreta que nem mesmo o pessoal do bar sabe o que está servindo. Primeiro gole: bom. Segundo gole: um tanto esplêndido. Terceiro gole: uaauuu – hora da festa!

A essa altura, tudo ficou um pouco divertido e alegre demais. Para proteger minhas amigas, não divulgarei nenhuma outra informação sobre essa noite. Não me importo de me constranger, mas tenho de levar em conta a reputação dessas duas pessoas queridas.

Não é preciso dizer que minha noitada na Bourbon Street provavelmente foi a mais divertida que já tive em três anos morando nos Estados Unidos. Já tive a sorte de encontrar George Clooney na entrega dos Globos de Ouro, dançar com Sharon Stone na cerimônia dos Oscars e visitar os bastidores da Semana de Moda de Nova York, mas nada se compara a N'awlins.

NÃO SOU A ÚNICA...

"É como ir a Tijuana sem precisar levar o passaporte – é como se fosse outro país. No momento em que o barman diz: 'Você deseja seu gim-tônica em um copo para viagem?', você sabe que está em um lugar muito doido. Todos estão de férias, até os moradores. Você pode fazer de tudo, e tudo é bem-vindo em Nova Orleans."

Shona, 25, planejadora de festas, Malibu, Califórnia

"Nova Orleans precisa do dinheiro dos turistas. Ela precisa ser restaurada e celebrada. Essa deve ser a única cidade dos Estados Unidos em que você pode tomar um drinque enquanto passeia pelas ruas com um sorriso presunçoso nos lábios. Por que você ainda não reservou seu voo?"

Laura, 31, jornalista de turismo, Los Angeles

SE VOCÊ NÃO PODE SE ESBALDAR NA BOURBON STREET...

Os medrosos não apreciarão o que a rua dos bares tem para oferecer, então, se você é desse tipo, evite ir. Porém, a cidade ainda tem uma grande variedade de atrações a serem exploradas. Desfrute um café e uma rosca doce no Café du Monde na margem do rio e esqueça que esse outro lado da cidade existe. Passeie de carruagem para admirar a arquitetura e evite os fanfarrões bêbados indo ao restaurante de jazz Snug Harbor para comer quiabo com camarão cozidos.

55 Sente-se em Machu Picchu para contemplar

Para entender a maravilha histórica de Machu Picchu, embarcamos em um passeio sacolejante através dos Andes, ao longo de estradas inacabadas, passando por plantações floridas de batatas. Macacos e cachorros correm ao nosso lado, obrigando-nos a parar abruptamente de vez em quando. O nervosismo impera. Assim que começo a sentir certo mal-estar, meu motorista conversador anuncia que é normalmente nesse ponto que os turistas passam mal por causa da altura. Começo a me sentir tonta, e minha cabeça começa a ficar como se estivesse presa dentro do traseiro de um asno. Passo para outro ônibus. "Vinte minutos e estaremos lá", o novo motorista me informa com um sorriso maníaco...

E aí está.

Tranquila e conquistadora de tudo.

Cercada por nuvens, floresta e céu azul, a ponta plana da pedra e a grama verde são humilhadas pelas montanhas pontiagudas que cercam o lugar.

Estou sem fôlego.

Meu desconforto, a dor e a longa jornada desaparecem diante desse momento de paz absoluta.

Alberto, nosso guia, fala sem parar sobre os incas e suas crenças, e nos conta que Machu Picchu é o lugar perfeito para cultuar a Mãe Natureza: o céu, o sol, a vida e a morte, a chuva e o arco-íris, todos se encontram ali.

Escuto tudo aquilo, mas não estou ouvindo.

O único som que consigo ouvir é o da beleza e da espiritualidade.

Finalmente, coloco a bagagem pesada (física e emocional) que arrasto comigo nas pedras perto dos meus pés. E sento. Quieta.

NÃO SOU A ÚNICA...

"Dizem que é um dos centros de energia da Terra aonde as pessoas vão 'para se encontrar'. Acho que inicialmente estava procurando com uma intensidade exagerada, mas olhar para além das montanhas, enquanto a brisa revirava meus cabelos, ouvindo o silêncio completo, foi como se o tempo parasse por um minuto enquanto eu escrevia sobre a experiência em meu diário. Estar no topo de Machu Picchu de manhã, antes de a montanha abrir para os turistas, pode dar a sensação de que você é a única pessoa no mundo."

Jennifer, 32, repórter, Los Angeles

"Sempre sonhei em visitar as sete maravilhas do mundo, e Machu Picchu parecia ser a mais impossível – acho que tem a ver com a ida ao Peru, suponho. Mas não decepciona. Tive de economizar e deixar de sair durante alguns meses para poder pagar a viagem, mas, honestamente, valeu a pena."

Ann, 35, dona de casa, Boston, Massachusetts

SE VOCÊ NÃO PODE IR A MACHU PICCHU PARA CONTEMPLAR...

Embarque em outra viagem que signifique algo para você. Você sempre se sentiu atraída por um determinado lugar ou determinada cultura? Se esse é o caso, algo dentro de você está dizendo que você precisa ir. Faça um esforço e vá. Empenhar-se para chegar aos lugares é exaustivo e caro, mas ver o mundo expande a mente. Com exceção do amor da família e dos amigos, existe algum prazer mais puro do que entender nosso planeta?

56 Deslumbre-se com o Taj Mahal

São 5h30 e as ruas de Agra já estão movimentadas. Motoristas de táxi buzinam, caminhões roncam ao longo das ruas, ciclistas tocam suas campainhas. Até mesmo um touro de olhar confuso passeia pelas ruas (pelo menos ele não está fazendo nenhum barulho). Os mendigos esperam pelos turistas, prontos para dar o bote. O sol ainda não se levantou totalmente, o ar está cheio de vapor e os níveis de estresse já ultrapassam os limites.

Então, bem à frente, você avista o portão de entrada, acenando para um lugar seguro, longe do caos. Você passa correndo pela entrada, vira a esquina e depois silêncio.

O Taj Mahal.

Você já o viu na televisão, em filmes e na capa dos cardápios das casas de *curry*, mas nada disso pode prepará-la para a grandiosidade absoluta do lugar. Essa estrutura reluzente, delicada e maravilhosa está à sua frente, pacientemente esperando para você perceber que está olhando para algo discretamente espetacular.

Ninguém fala. É como se o Taj Majal tivesse colocado um dedo nos lábios e sussurrasse um educado *shhh*.

Aquela luz solar branca e fresca que você vê apenas ao amanhecer é refletida pela cúpula, criando uma visão azul, prateada e amarela. A simetria perfeita do edifício é impressionante. Em rigor, ele é um mausoléu construído há mais de trezentos anos por um regente da Índia agonizante e sofredor, em memória de sua falecida mulher. É o maior monumento ao amor da história. É bastante surpreendente saber que você pode realmente entrar em tal lugar; é como se você tivesse sido autorizada a subir na passarela em um desfile de moda e plantar um enorme beijo molhado em um dos modelos. O interior é lindo, mas não tão maravilhoso quanto o exterior, então saia novamente, encontre um banco tranquilo e deslumbre-se.

Seja qual for a ideia que você tenha do Taj Mahal, ele em si é infinitamente mais impressionante, mais bonito, mais sereno; é por isso que ele deve fazer parte da sua lista de lugares a visitar antes de ficar presa em sua cidade com um bando de crianças. É uma experiência realmente inesquecível.

E graças a Deus que é. Graças a Deus que ele excede as expectativas, porque seria uma pena imensa ter enfrentado mendigos, caminhões e vacas para ficar de frente para algo que faz você dizer: "Sim, legal. Vamos almoçar?"

NÃO SOU A ÚNICA...

"Vá... porque, apesar da possível familiaridade com o monumento, devido às suas inúmeras exposições na mídia, nada pode ser comparado à admiração absoluta e à maravilha que o Taj inspira quando colocamos os olhos nele pela primeira vez. Ele é mais do que uma obra-prima arquitetônica e um exemplo da habilidade artesanal mais refinada – ele é um tributo a uma grande história de amor."

Claire, 33, diretora de relacionamento com o cliente, Londres

"Nunca tive uma experiência em que a beleza de algo criado pelo homem se intensificasse hipnótica e avassaladoramente a cada passo dado em direção à sua estrutura. Da mesma forma, nunca estive numa situação em que a expectativa em ver algo tão inquestionavelmente famoso e único como o Taj fosse tão inadequada se comparada à verdadeira experiência de vê-lo."

Billy, 41, banqueiro, Boston

SE VOCÊ NÃO PODE SE DESLUMBRAR COM O TAJ MAHAL...

Investigue outro símbolo de amor verdadeiro mais perto de casa. Soa um pouco macabro, mas adoro visitar sepulturas para ver as mensagens comoventes deixadas nelas pelos cônjuges enlutados. Nada me faz compreender a verdadeira grandeza do amor e como devemos valorizá-lo todos os dias do que aprender sobre aqueles cujos corações não batem mais.

57 Tire férias diferentes

Sair de férias por alguns dias não precisa se restringir a banheiras de hidromassagem e hotéis. Às vezes, fazer algo útil durante as férias pode ser muito melhor do que alguns dias na praia. Sentimo-nos bem ao abraçarmos outra cultura – e ao ajudar-mos enquanto estamos por lá.

Quando explico que viajei para o Brasil para uma visita educacional organizada por uma instituição de caridade cristã para ajudar os meios de comunicação a entenderem melhor os sofrimentos e as desigualdades horríveis que fazem parte do dia a dia, você pode achar que sou louca por gostar tanto desse país. Meus dias foram passados em escolas, orfanatos, hospitais e casas sem eletricidade ou água, e eu encontrava pessoas que tinham perdido seus empregos e suas famílias por causa do HIV.

O fato de que esse seja agora meu país favorito no mundo serve também para lhe dizer como as pessoas dessa nação da América do Sul são incríveis – e como seu amor pela vida, diante de tudo que é cruel e difícil no mundo, é absorvido por qualquer um que seja suficientemente sortudo para ir lá por al-gumas semanas e ver com os próprios olhos.

Quando falamos no Brasil, tendemos a pensar em super-modelos maravilhosas, estrelas de futebol e sambistas sen-suais. E tudo isso realmente existe lá. As mulheres de todas as cores, formatos e tamanhos arrasam em seus biquínis mínimos, confortáveis em suas peles, felizes por exibirem seus traseiros com furinhos e pernas cheias de celulite nas areias douradas de Ipanema. Os homens atléticos, jovens e velhos, interrompem o jogo de futebol para assoviar em apreciação quando as mulheres se refrescam no mar, antes de continuarem o lindo jogo, marcando gols dignos de Da-vid Beckham. E o ar é verdadeiramente impregnado pelo ritmo do samba aonde você for. Porém, o país é mais do que todos os estereótipos.

Tirar férias diferentes, quando você consegue entender de verdade o país e seus desafios – e tentar ajudar de alguma forma – a fará se apaixonar e apreciar ainda mais o lugar e seu povo. É inspirador ver seres humanos como nós mostrando sua verdadeira dignidade perante dificuldades enormes. A vida nos dá muitas oportunidades, e é a generosidade daqueles ao nosso redor que pode nos ajudar a superar as dificuldades. Aprendi isso com o povo do Brasil. Você pode aprender também fazendo uma viagem educacional ou organizada por uma instituição de caridade para qualquer lugar no mundo que seja diferente do seu país.

NÃO SOU A ÚNICA...

"Ir para a América do Sul, para mim, foi uma experiência que me deixou mais humilde. Estou feliz por ter feito a viagem com um grupo de caridade e visto mais do que os pontos turísticos imperdíveis. É um continente de contrastes impressionantes. É fácil demais ignorar os problemas existentes lá quando você está de férias e de frente para gente, comida e cenário bonitos. No entanto, raspe a superfície e verá que existem muitas pessoas lutando para sobreviver sem dinheiro e com muita violência. As almas boas assumiram como missão educar, inspirar e mudar essa situação, e fico feliz de ter testemunhado esse trabalho de perto."

Anna, 31, gerente de relações públicas, Londres

"O que me surpreendeu no tempo que passei em Bali foi a resiliência incrível dos que vivem na pobreza. Das vilas surgem inúmeras histórias de criatividade triunfando sobre todos os tipos de obstáculos materiais. Ainda adoro Bali por causa da efusão social desinibida da farra, que faz parte de uma cultura rica e criativa."

Julia, 32, administradora de instituição de caridade, Sydney, Austrália

SE VOCÊ NÃO PODE TIRAR FÉRIAS DIFERENTES...

Olhe com novos olhos para o lugar em que você vive. Há uma causa que você possa ajudar? Tente fazer um trabalho voluntário dentro de sua comunidade.

58 Passe uma noite inteira acordada em Las Vegas

O que acontece em Vegas fica em Vegas. Se você pode se esbaldar, enlouquecer e fazer travessuras em algum lugar no mundo, esse lugar é lá. Adoro!

Eu não recomendaria ir a Vegas se seu estado de espírito – ou saúde – estiver frágil. Essa cidade vai exigir muito de você. Ar puro, comida fresca e exercício não fazem parte do esquema (a menos que você ache que danças energéticas sobre um balcão contam).

Mas se você está se sentindo afoita, devassa, animada e com disposição para se divertir, Vegas é o lugar certo para ir. Ela foi planejada para se entregar às paixões.

A única regra para a vida na notória rua dos cassinos é não ficar mais tempo do que o necessário. Fui jurada do concurso Miss América ano passado e tive de ficar oito dias lá. Foi demais. No terceiro dia, minha pele se deteriorou, no quarto fiquei com prisão de ventre e no quinto tentei escapar de tudo dando cabeçadas em uma máquina caça-níqueis. Um fim de semana é o suficiente.

Porém, curta Vegas uma noite inteira.

Qualquer pessoa que irá passar a noite inteira acordada em Vegas deve começar com um passeio de gôndola no Venetian. Enquanto você passeia de barco e ouve música, planeje a noite pela frente.

Há uma abundância de opções para jantar. Todo chef importante de Nova York e Los Angeles abriu um restaurante fabuloso na cidade. Em termos de vista, o bistrô francês Alizé, em um andar alto do Palms, é imbatível e elegante – mas não escolha a sopa de cebola e o bife porque você realmente não vai conseguir se mexer. Para experimentar comida americana típica muito legal, vá ao estabelecimento de David Burke no Palazzo. Guarde espaço para os lendários cheesecakes, as árvores de pirulitos e o sorvete de chiclete.

Vá ao teatro se quiser relaxar e cochilar após o jantar. *O fantasma da ópera* é o clássico da Broadway de Vegas – ele é apresentado em um formato mais curto e festeiro, em um auditório especialmente projetado, e vai surpreendê-la. Se você estiver com vontade de rir, Rita Rudner é politicamente incorreta e fabulosa. Se você gosta de música, sempre há algum artista que merece ser visto no MGM Grand.

Após um show, só há um bar de coquetéis onde *Sex and the City* encontra o Rat Pack e a Londres elegante, e esse lugar é o Tao. Banheiras decoradas com mulheres nuas e pétalas de rosas adornam a entrada, e, uma vez lá dentro, um Buda gigantesco examina os festeiros enquanto eles brindam à própria beleza.

Após beber seus drinques espirituais, pegue um táxi (todos os hotéis em Vegas são tão grandes que ficam a uma distância enganosamente longa uns dos outros) e vá ao Bellagio, a casa dos chafarizes famosos. Entre rapidamente no Bellagio para conhecer sua casa noturna mais agitada, o Bank. Vá até a cabine do DJ para pedir que ele toque algumas músicas, depois dance a noite inteira. Um pouco antes de o sol nascer, sugiro ir ao bar de hambúrgueres no cassino do Planet Hollywood. Escolha a variedade churrasco e bacon – acompanhe com uma Diet Coke e sua ressaca desaparecerá.

Quando o sol estiver nascendo, faça um passeio de helicóptero pelo Grand Canyon. Ver uma das melhores paisagens dos Estados Unidos – uma maravilha natural que fica a apenas trinta minutos do falso glamour da rua dos cassinos – a deixará bem tranquila. Assim que pousar no meio das ravinas, sua cabeça delicada desfrutará do silêncio. E você ficará satisfeita de saber que beber champanhe cercada de cactos ao nascer do sol é opcional. O suco de laranja também é bom.

E aí está. Uma das noites mais memoráveis de sua vida.

NÃO SOU A ÚNICA...

"Vegas tem algo tão antiquado que desde o momento em que você entra em um daqueles cassinos com luz e oxigênio falsos, fica com vontade de fumar e flertar com homens nocivos. Aprendi uma lição e agora vou lá apenas acompanhada de amigas quando estou solteira. Não é o mesmo com um namorado ou com os pais. Tem de ser uma aventura bem feminina, glamourosa e deslumbrante. E você precisa comprar roupa íntima nova para ir lá!"

Emma, 31, jornalista, Londres

"Fui lá no meu aniversário de 25 anos e terminei bebendo com estrelas do rock, dançando com jogadores de basquete, evitando as coelhinhas da Playboy, comendo com bilionários... Foi uma loucura. Hoje em dia, Vegas é mais cheia de celebridades do que Hollywood. Todos estão lá só para se divertir, se acabar e ser tão lascivos quanto for legalmente permitido atualmente. Não se importe com as manhãs e tardes – não há nada para fazer. Esconda-se em seu quarto de hotel escuro até ficar pronta para colocar um vestido bem bonito e dance até desmaiar. É a verdadeira cidade do divertimento."

Jenny, 35, gerente de relações públicas, Filadélfia

SE VOCÊ NÃO PODE PASSAR UMA NOITE INTEIRA ACORDADA EM LAS VEGAS...

Passe uma noite inteira acordada em sua cidade! Veja o que acontece quando o sol se põe e os festeiros noturnos começam a brincar. Sim, na maior parte do tempo você pode ser uma preguiçosa ou adorar uma cama, mas faça isso pelo menos uma vez – mesmo que signifique tomar muita cafeína para ajudar a manter os olhos abertos.

59 Cace fantasmas na Inglaterra

Há algo sensacional em voltar na história e caminhar pelos mesmos lugares por onde andaram lordes antigos, vilões famosos, solteiras de coração partido e reis cruéis. Nos antigos castelos e catedrais das ilhas inglesas, o ar é tão impregnado de história – com dramas de outra época – que você quase não consegue respirar.

Todas nós conhecemos as histórias do rei Artur, Henrique VIII e suas seis esposas desesperançadas e vulneráveis, Robin Hood e seus homens felizes, os dirigentes demoníacos da Londres antiga, Sweeny Todd e Jack, o Estripador. Todas essas narrativas ganham vida quando você anda pelas ruas sinuosas de paralelepípedos da Inglaterra.

Nós, ingleses, nos orgulhamos de nossa história de uma forma falsamente irônica. "Olha lá, apareceu outro castelo", desabafamos, como se não tivéssemos orgulho dessas fortalezas medievais.

A única coisa que nos preocupa um pouco com relação ao nosso passado glorioso e sangrento é a atmosfera fantasmagórica do lugar. A Inglaterra é o paraíso dos caçadores de fantasmas. Barulhos no meio da noite, cavaleiros sem cabeça, diabos gritantes – qualquer que seja seu gosto, nós temos para oferecer. Vá a qualquer bar e comece uma conversa com um nativo, e ele lhe contará sobre tudo de arrepiante que acontece. A maioria das cidades já tem excursões para encontrar fantasmas e passeios em cemitérios (alguns goles de gim lhe darão a confiança necessária para participar).

Na Inglaterra, os encontros com fantasmas nunca estão longe, e fazem parte de seu encanto. Todos os hotéis parecem ter uma história de amor trágica embutida em suas paredes, e sempre há um marinheiro lacrimoso a ser visto à meia-noite, na hora das bruxas – sobretudo quando você já tomou um pouco mais de gim!

Ainda consigo sentir a nuca arrepiar quando me lembro da vez em que estava deitada na cama da casa muito antiga de uma amiga e senti alguém se debruçar sobre mim, respirando pesadamente. Meu coração batia tão forte que temi que fosse sair pela boca. No dia seguinte, no café da manhã, a família compartilhou o segredo do jardineiro infeliz, que adorava tanto a dona da casa que não conseguia acreditar que ela morrera. Ele vasculhava a casa todas as noites atrás dela, sobretudo quando uma nova senhora chegava. Ui!

Em nenhum outro lugar no mundo a história é tão viva e intensa. As histórias desses espíritos podem emocioná-la e assustá-la, mas elas também a deixarão mais sabida e pronta para enfrentar um homem de marshmallow gigantesco, na cidade de Nova York, em qualquer noite da semana!

NÃO SOU A ÚNICA...

"Se você gosta de Harry Potter ou daqueles filmes ingleses antigos – ou mesmo de *Simplesmente amor* e *O amor não tira férias* – vai adorar ir à Inglaterra e ver a beleza e a história com os próprios olhos. Achamos que temos história aqui nos Estados Unidos, mas nem se compara. Minha amiga me levou para almoçar no clube de golfe do pai dela quando a visitei – a construção tinha mais de duzentos anos. A Constituição Americana podia ter sido assinada lá – e era apenas um clube de golfe!"

Janice, 29, vendedora de loja, Tulsa, Oklahoma

"Adoro mostrar meu país a visitantes. Sinto-me orgulhosa de ter essa história imensa – muito sanguinária e sombria, admito – que está impregnada em cada igreja, mansão e floresta. A Inglaterra, em grande parte, possui um encanto que parece saído de um conto de fadas. Converse com as senhoras nas casas de chá ou com os homens nos pubs – ouça suas fábulas rurais sobre caçar fantasmas, e sobre reis e rainhas. A história realmente está no ar aqui."

Linda, 43, funcionária de hospital, Liverpool, Inglaterra

SE VOCÊ NÃO PODE CAÇAR FANTASMAS NA INGLATERRA...

Ande pela Freedom Trail, em Boston, e se recompense após 5 quilômetros de viagem com uma ida ao Quincy Market para tomar uma sopa de lagosta e comer uma torta de creme de Boston. E visite os fantasmas dos Pais Fundadores – espíritos do bem, todos eles!

60 Empanturre-se na Itália

Há um ditado que diz: "Você come para viver, ou vive para comer." Certamente, me encaixo na segunda categoria.

Honestamente, penso que se me dessem para escolher entre ficar sem sexo pelo resto da vida ou sem um pedaço de pizza, abriria mão do sexo. Sim, sim, se esbaldar na cama é uma boa maneira de relaxar e satisfazer seu companheiro, mas será que isso a agrada tanto quanto uma fatia – ou três – de pizza de pepperoni? Acho que não. Então, se você é parecida comigo, precisa ir à Itália. Essa é a terra em que Deus quis que você se empanturrasse exageradamente.

Deixe-me resumir em poucas palavras: bruschetta, minestrone, parmigiana, linguine, risoto, calamari, mozarela, espaguete à bolonhesa e pesto. E deixe-me acrescentar mais uma: tiramisu. *Bellissimo!*

Nem vou falar sobre as cartas de vinhos que acompanham essas delícias, mas elas são longas e melhores do que tudo que podemos oferecer nos Estados Unidos pelo mesmo preço.

Um homem muito atraente que conheço me contou que o detalhe mais importante que ele repara em uma mulher em um primeiro encontro é como se comporta à mesa de um restaurante. Se ela lambe a colher de forma autogratificante, entorna o vinho, chupa ostras e termina o bife, ele se apaixona. Talvez seja essa a razão por que o ar da Itália é tão cheio de romance, flerte e paixão – e do cheiro de fettuccine Alfredo.

Posso listar as refeições esplêndidas que tive em todas as cidades italianas que visitei com detalhes dignos de um chef de primeira linha.

Lembro-me da lasanha mais suculenta, morna e cheia de sabor que devorei em menos de um minuto sentada a uma mesinha de ferro com algumas amigas em Verona. Um pouquinho de paraíso veronense.

O sorvete é tão bom em Veneza que, quando eu era adolescente, fiquei tão ansiosa para fazer meus pais provarem que uma bola caiu em meu melhor vestido. Quando voltei para comprar mais, perdi minha máquina fotográfica em uma das ruas sinuosas, mas não me importei. O refrescante sorvete com gotas de chocolate e menta em minha língua aplacou meu trauma, e eu logo estava saltitando sobre pontes até voltar à Praça de São Marco, perseguindo pombos.

Quente e histórica, Roma exige muito dos turistas. Felizmente, as tardes podem acabar em almoços longos e vagarosos, onde visitantes bronzeadas buscam a sombra de figueiras e se maravilham com os homens lindos e morenos em suas Vespas. Uma tarde, após atirar moedas demais na Fontana di Trevi, desesperada para obter direções, entrei em uma rua lateral para um pouco de contemplação tranquila. Encontrei-a em uma *trattoria* dirigida por uma família – um prato de presunto, melão e ciabatta e o que deve ter sido quase um litro de uma bebida doce e enjoativa, que logo passei a adorar, chamada *limoncello*.

Faço questão de que você pegue um avião para a Itália. Para se ensopar de cultura – e de Chianti. Encher os olhos com pessoas – e com cheesecakes de ricota. A vida é curta demais para ficar contando calorias o tempo inteiro.

NÃO SOU A ÚNICA...

"Os italianos fazem tudo melhor. Sem dúvida. Meu primeiro namorado era descendente de italianos, de Long Island, que passava férias ao sol com a família na Sicília. As refeições em sua casa – nos Estados Unidos e na Itália – eram ruidosas e agitadas, exuberantes e muito alegres. Algumas das mulheres eram voluptuosas, sensuais, e nunca conseguiam resistir a mais uma porção de macarrão. Os homens eram homens de verdade, machos, famintos e dispostos a manterem o vinho fluindo. Posso não ser italiana, mas tento ao máximo viver como uma."

Josephine, 35, recepcionista, Nashville

"É impossível fazer dieta na Itália. Mas por que você faria isso? Os homens apreciam curvas e uma garota com espírito de aventura. As mulheres admiram a alegria de viver e um grande coração. É o lugar para relaxar e aproveitar a vida. Você sente o estresse e as tensões do cotidiano desaparecerem no momento em que sai do avião e é atingida por aquele ar com cheiro estonteante de limão."

Flavia, 34, chefe de revisão, cidade de Nova York

SE VOCÊ NÃO PODE SE EMPANTURRAR NA ITÁLIA...

Pegue um bom livro de culinária. *Patsy's Cookbook*, uma coleção de receitas clássicas italianas, é essencial para as noites mediterrâneas em casa. Sente-se ao ar livre se puder, cercada de velas e árvores. Peça a um namorado moreno (ou suas melhores amigas) para levar um Asti Spumante gelado e chegar pronto para uma conversa divertida. Cozinhe massa, pizza e risotos e compre alguns *cannoli* para sobremesa. Termine com café forte e *biscotti* italianos – e talvez um beijo de boa-noite!

MENTE LIVRE

61 Compre um vibrador

Plástico fantástico. Esse é provavelmente o item mais pessoal incluído neste livro, e é apenas graças às minhas amigas mais abertas (elas sabem quem são!) que percebi exatamente o quanto os brinquedos sexuais podem ser poderosos.

Os vibradores são muito autogratificantes. Você decide quando precisa de algo, com que intensidade e frequência e, em seguida, segue sua vida. Não há arrependimentos, dúvidas, noites maldormidas, lençóis molhados, roncos e assim por diante.

Um cara ao vivo ainda é melhor, claro, mas quando não se tem um, ou ele está exausto, ou você simplesmente precisa de um pouco mais, o vibrador é um grande acréscimo à vida de qualquer uma. Ainda há um tabu cercando esse tópico; portanto, torne sua vida mais fácil e compre um pela internet. Você não precisa contar a ninguém. Esconda-o em um lugar secreto e recatadamente negue qualquer conhecimento sobre brinquedos sexuais sempre que o assunto surgir. Porém, mais gente do que você imagina os possui (até as amigas de minha mãe já falaram sobre seus usos!), e os homens não se incomodam com eles. Na verdade, a maioria deles acha excitante a ideia de uma mulher assumir o controle do próprio prazer.

NÃO SOU A ÚNICA...

"Há alguns anos, eu fazia terapia para lidar com um distúrbio alimentar. Em uma sessão, minha terapeuta sugeriu que eu tentasse uma técnica de "distração" – sempre que a ânsia surgisse de "ceder" ao distúrbio, eu deveria me distrair. Ela me deu uma lista de ideias – de pintura a escultura –, mas acabei optando por um vibrador."

Chrissie, 29,
gerente de marcas, Londres

"Tive uma sensação estranha de libertação no dia em que comprei meu primeiro vibrador. Voltei para casa sentada em um metrô lotado, mastigando os mamilos de hortelã dados como brinde pela loja. Se eu tivesse pilhas comigo, só Deus sabe o que teria acontecido!"

Christine, 33, executiva de marketing,
cidade de Nova York

SE VOCÊ NÃO PODE COMPRAR UM VIBRADOR...

Procure uma página devassa na internet, ou compre alguma literatura erótica. Anaïs Nin sempre funciona e não faz você se sentir suja ou perversa. Se alguém perguntar, é erótico, não pornográfico, lembra?

62 Passe um fim de semana inteiro na cama

Regularmente. Sabe aquela sensação que surge quando você está no escritório ou viajando ou quando levantou cedo e se lembra do fim de semana que acabou de passar e se pergunta por que correu tanto? Lembre-se dela da próxima vez em que você tiver um fim de semana com a agenda livre e volte para debaixo das cobertas.

Não estou sugerindo passar dias seguidos sem sair da cama, no melhor estilo John Lennon e Yoko Ono. Só a estou incentivando a ir mais devagar de vez em quando. Todas nós temos pressa. Todas nós nos sentimos culpadas se não formos à academia de ginástica e preguiçosas se deixamos as roupas para lavar se acumularem. Mas por favor. A vida deveria ser uma procura por prazer – não apenas uma procura. Relaxe.

Para aproveitar o máximo de seu fim de semana na cama, faça um pouco de planejamento na sexta-feira anterior. Deixe sua agenda inteiramente livre. Termine quaisquer tarefas de trabalho inoportunas que possam distraí-la de suas 48 horas de preguiça. Depois, se ainda houver tempo sobrando, vá à academia e se exercite bastante. Dessa forma, seus tênis poderão ficar sem uso durante o fim de semana inteiro sem que haja qualquer sentimento de culpa de sua parte.

Então, o que torna perfeito um fim de semana na cama? Alguns itens são essenciais. Sua cozinha precisa ter um estoque de todos os seus tipos favoritos de comida. E se você pretende sobreviver de sorvete e comida de restaurante com entregas em domicílio, ótimo. Tenha à mão os cardápios e um congelador cheio de comida boa. Esse não é o fim de semana para contar calorias – embora se você deseja usar esses dois dias de economia de energias como uma oportunidade para fazer uma dieta de comidas cruas ou sucos desintoxicantes, vá em frente. Você, pelo menos, se manterá longe das tentações se ficar em casa.

Que outros itens melhorarão seu fim de semana? Lençóis limpos e pijamas confortáveis são essenciais. Você não precisa ficar na cama durante as 48 horas, mas devia entrar naquele ritmo lento – logo, pijama e chinelinhos de quarto são seu uniforme. Mesmo que precise ir até sua caixa de correio ou loja local, não tire o pijama – apenas cubra-o com um casaco grande ou roupa de jogging. Outras coisas indispensáveis são um bom banho de espuma e velas. A única hora em que você está autorizada a retirar sua roupa de dormir é quando for tomar um longo banho de banheira. Aqueça os músculos e acalme o cérebro com lavanda e eucalipto e, em seguida, volte para o pijama sentindo-se em êxtase e pronta para assistir a uma maratona de filmes ou comédias. Você perdeu todos os filmes indicados para o Oscar este ano? Alugue-os e se eduque. Ou pegue mais leve assistindo a tantos episódios de *Frasier* ou *Sex and the City* quanto conseguir. Se precisar de uma mudança de ritmo, tire um cochilo. É cansativo todo esse relaxamento e cuidado consigo. Se já tiver cochilado, volte-se para a pilha de revistas e jornais cuidadosamente selecionados para seu fim de semana de hibernação. Sempre desejamos ter mais tempo para ler. Bem, este é o fim de semana para fazer isso. Entregue-se a seu fetiche literário.

A grande questão é: você deveria ter um companheiro para seu fim de semana na cama? Deixarei essa decisão para você. Simplesmente desacelere – sozinha ou com um amante –, e você verá que não há nada mais restaurador e tranquilizante do que um fim de semana inteiro sem fazer nada.

NÃO SOU A ÚNICA...

"Às vezes, entre viajar a trabalho e os compromissos familiares, meu namorado e eu passamos fins de semana sem nos vermos. Então, agora, a cada seis semanas reservamos uma em nossas agendas e ficamos enfiados em casa, na cama, colocando as novidades em dia, e você pode imaginar o que mais. Acho que isso salvou nosso relacionamento."

Fiona, 34, arquiteta, Seattle

"Tenho momentos em que só quero ficar deitada. Na verdade, estou prestando um favor ao mundo me enterrando sob as cobertas o dia inteiro. E surjo 24 horas depois me sentindo bem melhor."

Rana, 29, professora, Toronto

SE VOCÊ NÃO PODE PASSAR UM FIM DE SEMANA INTEIRO NA CAMA...

Pelo menos tente passar um dia sem fazer absolutamente nada. O apartamento sempre precisa de uma limpeza, sempre há alguém que temos de visitar, mas você nem sempre terá o luxo de se desligar de tudo e fazer o que quiser.

63 Aprenda a falar a verdade, mesmo que ela doa

Mentir para os que amamos – ou até para nós mesmas – é algo terrível, para dizer o mínimo, e um desastre na maioria das circunstâncias.

Porém, pode ser muito difícil dizer a verdade, sobretudo de uma forma gentil.

Se você deseja dormir bem à noite, diga a verdade. Quanto mais intrincada for a rede que você tecer, mais difícil será manter a coerência das invenções de sua mente. Pequenas tolices a delatarão: remexer-se no assento, não ser capaz de olhar nos olhos do outro, cobrir a boca quando outra mentira escapa.

Por que as pessoas mentem? Um amigo meu faz isso para preencher um vácuo de conhecimento – quando ele se sente inseguro ou vulnerável, inventa algo para ocultar sua fraqueza. É uma grande pena. Ele é um grande sujeito, e esse é um dos aspectos de sua personalidade que afasta as pessoas dele.

Tive de dizer a verdade em circunstâncias difíceis no passado. Uma vez, no trabalho, me atrapalhei em um projeto e enfrentei as consequências em vez de deixar meus subordinados serem acusados pelo erro. Perdi um pouco do meu brilho aos olhos dos meus chefes por algumas semanas, mas consegui dormir à noite. E acredito que, no fundo, meus chefes se deram conta de que eu era uma pessoa íntegra e com quem podiam contar.

NÃO SOU A ÚNICA...

"A lição mais difícil que tive de aprender na vida tem a ver com ser honesta comigo mesma: algumas pessoas gostarão de você e outras não, não importa o que faça ou o quanto seja decente. Não manipule suas crenças ou seu caráter para tentar ganhá-las. Sempre fale a verdade."

Bonnie, 40, dona de casa, Hoboken, Nova Jersey

"Peguei meu marido numa grande mentira sobre nossa situação financeira há alguns anos. Isso me chocou. Não foi o problema em si que mais me magoou, mas o fato de ele não ter me contado a verdade. Meu mundo inteiro caiu por causa de uma mentira, e ele ainda precisará se esforçar muito para conquistar minha confiança novamente. Mentir não vale a pena."

Lynn, 36, dona de casa, Santa Fé, Novo México

SE VOCÊ NÃO CONSEGUE DIZER A VERDADE...

Fique quieta. Não sinta necessidade de jogar conversa fora e colocar-se em apuros. "É melhor não dar desculpa alguma do que dar uma esfarrapada", disse George Washington. E ele tinha razão. Quando você ficar tentada a distorcer a verdade, simplesmente cale-se.

64 Monte em um touro mecânico

Um dos maiores divertimentos que você pode ter em um bar não é mostrar suas partes íntimas ou beijar o barman. É subir em um touro mecânico.

Vou revelar um pequeno segredo: eles não são tão apavorantes quanto parecem. Claro, você é lançada da direita para a esquerda, sacolejada para cima e para baixo (use um bom sutiã) e é balançada feito uma fotografia Polaroid, mas nada realmente machuca. Mesmo o tombo inevitável não é tão ruim – juro que apenas o seu ego sairá ferido.

Há algo divertido e sensual em andar em um touro. Lembra a séria Miranda, de *Sex and the City* se divertindo em um touro quando as garotas trocaram o sexo em sua cidade usual pelo sexo em Los Angeles? É uma loucura segura, um pavor previsível, e os caras adoram olhar.

Andei em um touro pela primeira vez – sóbria – na festa de fim de ano do meu trabalho há mais de um ano. Todo mundo estava trocando figurinhas e conversando enquanto uma besta imensa ficava parada, como um grande elefante rosa que ninguém estava disposto a reconhecer no meio da sala. A festa estava boa, mas eu queria que ela ficasse mais animada. Então, botei para quebrar. A festa se transformou de um evento refinado e chato em uma reunião de colegas de trabalho ruidosos e apreciadores de divertimento, enquanto todos nós dávamos força uns aos outros e entornávamos bebidas para tomarmos coragem.

Naquela noite, diretores de moda perderam a compostura quando suas camisas se levantaram; editoras de beleza deixaram de se sentar elegantemente; e o departamento de fotografia inteiro lutou para conseguir capturar mais de dez segundos de tempo de rodeio. Porém, ficamos todos viciados.

Caso você queira ter uma emoção barata, aumentar sua confiança ou atrair a atenção do bonitão lá no bar, andar no touro mecânico é o que há. E se você cair dele, é como a vida – você simplesmente levanta, sacode a poeira e volta para a sela. Iarru!

NÃO SOU A ÚNICA...

"Subi em um touro mecânico – de vestido! Fiquei impressionada com como consegui andar no touro tão bem sem um momento tipo Britney Spears, mas fiquei *muito* impressionada com as garotas que estavam petrificadas só com a ideia de andar no touro e depois subiram nele para dominar o medo."

Jen, 32, blogueira, Los Angeles

"Eu não sei se andaria em um touro mecânico todas as semanas – a aterrissagem é um pouco humilhante mesmo que não doa fisicamente –, mas é sensual fazer isso de vez em quando. Estimula a adrenalina... sobretudo se você percebe que um homem atraente está observando!"

Ali, 25, assistente de vendas, San Diego

SE VOCÊ NÃO PODE MONTAR EM UM TOURO MECÂNICO...

Procure outra aventura em bares que torne a noite um estouro. Tomar drinques flamejantes (com um extintor de incêndio na mão) ou desafiar suas companheiras a flertarem tornará qualquer noite divertida.

65 Demita-se do emprego que odeia

A verdade chocante é que passamos mais tempo com os colegas de trabalho do que com nossos amigos e familiares. Muitas vezes, ao deixarmos o escritório esgotadas e exaustas, não conseguimos fazer mais nada além de desabar no sofá na frente da TV durante as poucas horas que restam do dia. Agora, se você estiver na rota para chegar ao topo, se sente uma paixão verdadeira por seu campo de trabalho, ou se adora sua equipe, seu chefe e a cantina do escritório, tudo isso pode valer a pena.

Quando não se está mais nessas circunstâncias, temos problemas.

Você pode reclamar para sempre de seu chefe desagradável e das reuniões marcadas cedo na manhã – ou pode se demitir e começar de novo.

Parece assustador, admito. Acomodamo-nos nos lugares. É um tipo de síndrome de Estocolmo, aprovada pelos recursos humanos, em que amamos e odiamos nossos captores em igual medida.

Porém, você não percebe o impacto negativo que um emprego ruim pode ter em sua vida toda até reunir coragem e se arriscar.

Alguns anos atrás, eu trabalhava para o jornal mais influente da Grã-Bretanha. Todos ficavam impressionados; eu tinha um bom salário e ajudas de custo incríveis. No entanto, após apenas seis meses, me sentia muito infeliz. Eu merecia o salário – e tudo o mais – por trabalhar 12 horas por dia. E as ajudas de custo de dar inveja foram explicadas assustadoramente pelo editor: "Bem, trabalhar aqui significa que você nunca verá sua família e seus amigos, então se você quer arrebentar a boca do balão em um banquete no fim de semana com eles, a empresa pode arcar com a despesa. Considere isso uma compensação para manter seus entes queridos mansos."

Todos ao meu redor eram cinzentos. A pele, o cabelo, os ternos. Um ar de relutância desanimada pairava sobre todos nós.

Eu precisava cair fora.

Passei todos os momentos livres, fins de semana e a viagem de ida e volta do trabalho enviando meu currículo e fazendo contatos. Felizmente, consegui um emprego, e minha rota de saída começou a se definir. Senti-me constrangida por ter aguentado por tão pouco tempo, mas não queria ficar como meus pobres colegas, deprimidos e aprisionados, ou desenvolver técnicas detestáveis de intimidação apenas para sobreviver.

Minha família e minhas amigas ficaram aliviadas – elas haviam detectado uma mudança em mim, em um curto espaço de tempo, e não gostaram nada.

Todas nós temos opções. Todas nós temos recursos internos que nos dão força. O espírito humano é forte e resiliente, e nossa luta pela sobrevivência (financeira, mental e física) entrará em operação quando sentirmos que chegamos ao fim da linha.

Então, se você se sente aprisionada, pergunte, faça contatos, cursos, obtenha qualificações, e varra a internet e os jornais procurando oportunidades de emprego. Você passa tempo demais no trabalho para se sentir infeliz nele.

NÃO SOU A ÚNICA...

"Meu chefe me prejudicou por anos. Seu comportamento era tão ruim que acabei procurando o RH e disse que queria sair. Abri mão de meu bônus – tudo! Porém, sabia que tinha de fazê-lo. Pesquisei as profundezas de minha alma e comecei do zero. Eu precisava partir para conseguir enxergar o que ainda gostava em minha carreira, e levei essas partes para um novo emprego, com uma nova luz."

Suzy, 38, organizadora de eventos, cidade de Nova York

"Pedi demissão de meu último emprego porque percebi que o dono da empresa era um imbecil pomposo, arrogante, desonesto e imoral a quem não queria mais estar associada. Sua empresa era toda ilusão. Foi assustador, mas agora sou mais feliz e saudável, tenho mais tempo para mim e ganho mais."

Leigh, 30, gerente de marcas, Pittsburgh

SE VOCÊ NÃO PODE SE DEMITIR DO EMPREGO QUE ODEIA...

Livre-se de seu estresse na academia em vez de fazê-lo em casa. É assustador como os problemas não resolvidos no trabalho rapidamente se tornam problemas nos relacionamentos. No mínimo, vasculhe a internet à procura de empregos para você ter uma ideia do que há disponível.

66 Reconheça suas conquistas

Somos exageradamente mesquinhas quando se trata de elogiar a pessoa mais importante de nossa vida: nós mesmas. Não nos congratulamos com muita frequência. Por quê? Tememos alardear nossos feitos, nos exibir e parecermos orgulhosas demais? Ou estamos sofrendo de síndrome da impostora? Será que, depois de termos tido coragem de dar um passo atrás e nos parabenizarmos por isso, alguém nos dará um tapinha no ombro e dirá: "Ei, com licença, minha senhora, isso não lhe pertence. O que pensa que está fazendo nesse emprego maravilhoso/salário bom/marido incrível/corpo invejável?" Todas nós, em algum momento, iremos sentir que não merecemos as coisas boas que temos.

Mas quer saber? Merecemos!

Você não precisa sair por aí alardeando sua boa sorte (não é sorte – você fez por onde). Simplesmente reconheça isso para si mesma e se orgulhe da vida que teve até agora.

Quando se relacionar com uma nova pessoa, reconheça suas boas qualidades sociais. Quando correr meia maratona, reconheça seu nível de preparo físico. Quando apresentar uma proposta em seu trabalho, reconheça sua dedicação.

Sinta prazer ao fazer algo bem ou correto ou decente. Encontre prazer nas coisas simples que a fazem sentir valorizada e estimada. Para mim, um banho de espuma algumas vezes por semana com meu celular desligado e uma revista nova para devorar funciona bem. Para outras, pode ser uma massagem, ou meia hora todas as manhãs meditando, ou um novo par de sapatos. Encontre pequenas recompensas para lembrá-la do quanto você é maravilhosa, do quanto já conseguiu e de que o futuro não é ameaçador, mas sim uma promessa de novas experiências.

Ter esse tipo de integridade e respeito pela pessoa que você é a ajudará a atingir ainda mais objetivos e a se tornar uma mulher ainda mais segura e confiante.

Houve um tempo em que fui dominada totalmente pela síndrome da impostora. Se alguém comentasse sobre como meu emprego era bom, ou como meu sotaque era bonito, ou que meu apartamento era ótimo, eu sempre procurava contrabalançar: "É muito estressante", ou "Não gosto dele", ou "É pequeno demais". Agora, aceito qualquer elogio com cortesia e, internamente, concordo com a pessoa que o fez.

Eis um bom truque para quando você se sentir nervosa com relação ao futuro, ou com a forma como gastou seu tempo até esse momento. Olhe para trás, para a pessoa que foi há dez anos. O que aquela jovem desejava para o futuro: um emprego, uma atitude positiva com relação à vida, uma rotina de exercícios físicos, bons amigos e um bar legal para frequentar? Por mais vazios ou tolos que possam parecer, anote esses objetivos. Agora, pense em sua realidade. Aposto que você pode considerar a maioria desses objetivos como alcançados – e aposto que você ultrapassou as expectativas de seu eu mais jovem também.

Quando fico preocupada com a ameaça de demissão, ou me pergunto como vou fazer para pagar minha hipoteca, ou angustiada pensando que jamais encontrarei o homem dos meus sonhos, é fácil duvidar de tudo que construí. Mas olhando para o que consegui até então – sem descontar os erros, porque certamente eles também são lições de vida –, tudo isso me dá força para saber que posso enfrentar o futuro com coragem e com o apoio dos entes queridos.

NÃO SOU A ÚNICA...

"A primeira vez que lembro de me sentir bem comigo mesma foi quando parei de nadar. Após 15 anos nadando, quatro, cinco horas por dia, pensei sobre o que realmente queria fazer. E não era aquilo. Eu não queria decepcionar meus pais –, mas chegara às classificatórias para a equipe das Olimpíadas, e o que mais podia fazer? Então, reconheci tudo que fizera até aquele momento e pensei *Como posso tornar minha vida melhor?* Reconheci meus feitos e fui em frente."

Bethany, 30, gerente de marketing,
Pittsburgh, Pensilvânia

"Precisei fazer meditação para desacelerar, parar de entrar em pânico por causa do futuro e me apreciar pelo que eu já conseguira. Eu era como uma macaca me balançando, sempre procurando pelo próximo galho para me pendurar e sem nunca olhar para trás antes de me soltar. A meditação me ensinou que ir adiante era bom, mas que eu devia desfrutar o movimento de balanço também, e que precisava, às vezes, olhar para trás para ver o quanto já tinha andado. Sou uma macaca muito mais feliz agora."

Melissa, 40, chef, Tulum, México

SE VOCÊ NÃO CONSEGUE RECONHECER SUAS CONQUISTAS...

Seja honesta com seus amigos e familiares. Diga-lhes que se sente um pouco deprimida ou fracassada, e sinta a reação deles. Pergunte-lhes o que consideram a sua maior realização até o momento. Certamente, eles lembrarão de épocas e acontecimentos que você já esqueceu, e que lhe darão uma sensação renovada de orgulho e força. E sempre parabenize seus amigos e familiares quando realizarem algo memorável também. Não importa o quão seguro alguém possa parecer por fora, os elogios muitas vezes fornecem um impulso muito necessário.

67 Ria de si mesma

Ainda sou assombrada por algo que aconteceu na escola quando eu tinha 10 anos. Estava na aula de ginástica e brincávamos de pique. Meu short caiu, expondo minha calcinha. Na verdade, foi até engraçado. Quer dizer, eu não estava me expondo de forma indecente, e felizmente nenhum dos garotos percebeu, mas fiquei da cor de uma beterraba e aborrecida pelo resto da aula.

As valentonas de plantão viram, claro. Sentindo meu constrangimento, elas saborearam cada segundo de meu desconforto. Elas contaram o ocorrido ao garoto de quem eu gostava, zombaram de mim e tornaram minha vida miserável de maneira geral até que outra garota teve um evento infeliz que lhes deu uma desculpa para pegar no pé de alguém novo (pensando bem, algumas das garotas de minha sala eram realmente detestáveis).

Agora, se eu pudesse ter tido uma conversa com meu eu de 10 anos, diria *Ria disso – quem se importa? Faça uma piada a respeito disso e continue a brincar.* Porém, em vez disso, fiz de mim uma vítima. Se você puder destacar suas falhas e desgraças primeiro, os outros ficarão sem poder para fazê-lo, e você manterá o controle.

Rir de si mesma significa nunca levar-se a sério demais. Em vez de se tornar uma piada, você será a piadista, uma companhia agradável.

Recentemente, por exemplo, minhas amigas e eu fomos a um baile maravilhoso, vestidas com bastante elegância, devo acrescentar. Uma amiga minha tropeçou e levou um tombo (e o vestido dela levantou até a cintura) escada abaixo. Olhamos para baixo, mortificadas por causa dela, mas não tivemos nem a oportunidade de ajudar. Ela se ergueu rapidamente, sacudiu-se e disse com um brilho no olhar: "Desculpem, meninas, mas vocês sabem que gosto de ser o centro das atenções", e entrou soberba no bar. Isso é que é sensualidade, não? Confiante, forte e engraçada. Felizmente, eu também sou assim agora.

NÃO SOU A ÚNICA...

"Se você não ri de si mesma, acaba internalizando tudo e sofrendo demais. Se você felizmente tem uma boa base, terá a confiança necessária para lidar com tudo que a vida lhe apresentar. O cérebro controla tudo; logo, se puder treinar-se para ter pensamentos felizes, mesmo em momentos tolos, coisas positivas surgirão em sua vida. Já fiz o papel de boba com muita frequência. O fracasso é um bom professor. Portanto, cair da bicicleta não é problema. Simplesmente ria."

Wright, 38, projetista de pisos,
Tuscaloosa, Alabama

"Na Bíblia, o livro dos Provérbios 17:22 trata de como um coração feliz restaura e sacia a alma. Acho que pensamentos negativos atrapalham a criatividade. É da natureza humana ser negativo – e um pensamento negativo pode alimentar outro. Então, tente ver o lado positivo e ria. Aprendi recentemente que, se você lida imediatamente com os pensamentos negativos, eles não vingam. Você os liberta e os abandona. Aprenda, depois ria."

Caroline, 56, proprietária de
confeitaria de bolos, Annapolis

SE VOCÊ NÃO CONSEGUE RIR DE SI MESMA...

Não se sinta tão magoada quando as outras pessoas rirem à sua custa – controle-se. E obviamente não ria das outras pessoas!

Quem tem telhado de vidro não atira pedra no do vizinho, como se diz por aí.

68 Aprenda a meditar

A meditação sempre pareceu um engodo para mim, um pouco como uma soneca adulta mascarada como algo especial. No entanto, cada vez mais amigas minhas estavam sendo ajudadas pela meditação e se reconstruíam com seu auxílio, então comecei a pensar nela com mais seriedade.

Quando um de meus ídolos, a inspiradora Oprah, começou a discutir os méritos da meditação, eu sabia que precisava experimentar, mas ainda estava um pouco relutante. Então, quando li *Comer, rezar, amar* pela primeira vez e aprendi como Elizabeth Gilbert conseguiu ignorar mil picadas de mosquitos (sempre sofro com isso quando me aventuro em algum lugar tropical) durante seu estado meditativo, me dei conta de que, para parar de ficar tão intrigada, tinha de experimentar *imediatamente*. Então, após sessões de ioga, me deitava e permitia que pensamentos fluíssem para fora e para dentro de minha cabeça. Respirava profunda e ritmicamente – enquanto contava até quatro – e sentia a vida dentro do meu corpo e a energia que criava fora dele. Não foi difícil chegar lá. É incrível quanto tempo você gasta se estressando com barulho desnecessário – ligando a televisão e o rádio inconscientemente, ligando para amigas enquanto está no banho, respondendo e-mails ou lendo o jornal enquanto come. Temos medo de ficar sozinhas com nossos pensamentos? Talvez, mas até você parar para sentir seu corpo e permitir que seus pensamentos fluam livremente, nunca conhecerá seu verdadeiro poder e potencial. Experimente.

Primeiro, fique em uma posição confortável – você não pode deixar que pensamentos perturbadores sobre joelhos doloridos ou um bumbum dormente a distraiam (mas não precisa sentar na posição de lótus – faça o que achar melhor). Fique em silêncio. Feche os olhos. Foque na respiração peitoral profunda entrando e saindo das narinas. Apenas concentre-se em sua respiração. Se pensamentos preocupantes ou sentimentos estressantes surgirem em sua cabeça, retorne a atenção para sua respiração.

A meditação não é difícil, e não há nada mais estimulante. De repente, ideias novas aparecerão do nada, como também soluções para problemas até então insolúveis. Vá em frente. Vale a pena tentar.

NÃO SOU A ÚNICA...

"A meditação é o método mais simples para aumentar as energias que se pode imaginar. E o melhor é que você pode praticar em qualquer lugar e a qualquer hora para ter uma perspectiva mais clara de tudo. Mesmo quando estou em um táxi e presa no trânsito, fecho os olhos e medito. No passado, ficaria estressada e xingaria o motorista. Agora, simplesmente aceito a situação e uso o tempo para relaxar."

Winnie, 29, atriz, Hamilton, Bermuda

"Meu namorado ri de mim por sair da cama cedo e sentar no chão duro todas as manhãs para meditar. Sobretudo nas manhãs frias! Porém, separar aquele tempo só para mim é precioso. E ele ficaria muito mais calmo se tentasse meditar!"

Amy, 24, cabeleireira, Las Vegas, Nevada

SE VOCÊ NÃO CONSEGUE APRENDER A MEDITAR...

Pelo menos aprenda a ficar quieta por um tempo. Quando você se levantar de manhã ou chegar em casa à noite e se sentir tentada a ligar a televisão ou o rádio, ou telefonar para uma amiga, não faça nada disso. Deixe sua mente desfrutar de alguma paz e tranquilidade.

69 Faça algo que a apavore

Quando você pensa em algo *apavorante*, o que imagina? Freddy Krueger? Fazer *bungee jumping*? Políticos incapazes? Algo apavorante de verdade pode ser uma tarefa aparentemente simples que exige coragem e determinação para ser realizada. E a cada tarefa desafiante que você conclui, sua alma se fortalece e você se sente corajosa. Isso a encoraja a correr ainda mais atrás de seus objetivos e a dar passos mais largos para se tornar totalmente competente e confiante. A verdadeira importância de fazer algo que seja apavorante me ocorreu no ano passado quando terminei com um namorado. Construí minha vida ao redor dele e coloquei amigos, passatempos e meu bem-estar pessoal de lado. De repente, ficar sozinha foi aterrorizante, mas, surpreendentemente, após poucos dias de minha vida de solteira, me senti fortalecida por minha coragem e controle. Percebi que me sentia viva. Minha vida era minha e eu estava no comando – podia fazer qualquer coisa. Decidi fazer com mais frequência algo que me apavorava – se possível, todos os dias.

Fui ao cinema sozinha pela primeira vez, fiz depilação brasileira, andei nua na sauna, apareci ao vivo na televisão, e comecei a usar chinelos de dedo (algo que adiara por anos porque as amigas diziam que causavam dores entre os dedos até você se acostumar com eles). Até voei para Austin, Texas, para passar um fim de semana visitando a cidade sozinha porque ninguém mais quis ir. De repente, meus olhos – e horizontes – se abriram. Por que eu havia vivido uma vida tão pequena e infeliz por tanto tempo? Ao longo de meus 31 anos, fui dominada pelo medo do que os outros pensariam de mim, ou pelo medo de meu corpo, ou de minhas limitações.

Quanto mais você faz, mais arrisca e mais ganha com isso. Como uma mulher incrivelmente corajosa, Helen Keller – que certamente ficava apavorada todos os dias com os obstáculos encontrados em sua vida – disse: "A vida precisa ser uma aventura audaciosa – ou então não é nada!" Seja corajosa e forte. As coisas deixarão de ser tão apavorantes e começarão a se transformar em oportunidades revigorantes para aproveitar bem a vida.

NÃO SOU A ÚNICA...

"Praticar esportes extremos, como parapente e surfe, me levou a encontrar uma força interna e uma disposição para arriscar na idade avançadíssima de 33 anos. Agora, não sou a garota que foge de tudo ou sempre diz não. Em muitos aspectos de minha vida, aceito o desafio e digo sim. Isso me faz sentir mais livre e feliz – mesmo quando o que é apavorante é pedir a meu chefe um aumento de salário."

Jacqui, 35, garçonete, Filadélfia

"Um conselheiro sentimental me disse que a única maneira de eu ter uma autoimagem mais saudável – e, consequentemente, um relacionamento saudável – era ter coragem. Se eu visse um homem atraente em um café, eu deveria sorrir. Um sorriso é algo pequeno, mas exige coragem. Já tentei algumas vezes, e o pior que pode acontecer é ele não sorrir de volta. Tente sair de sua zona de conforto de vez em quando."

Sandra, 28, estudante, San Diego

SE VOCÊ NÃO CONSEGUE FAZER ALGO QUE A APAVORE...

Leia autobiografias de grandes pensadores e líderes, tais como Barack Obama e Sir Richard Branson, que foram suficientemente corajosos para fazerem coisas apavorantes e mudar o mundo. Suas histórias lhe darão coragem – e talvez uma nova forma de pensar.

70 Seja um pouco hippie

Cheirar um pouco de incenso e usar uma túnica longa pode fazer bem para a alma. A hippie moderna não é fedida ou drogada, e certamente não tira as calças à primeira menção de orgia. Ela é muito mais adepta do amor livre, do tipo "por favor, não destrua o meio-ambiente ou o meu carma", e é muito importante lembrar disso.

Na adolescência, após minha fase gótica estranha, passei pela fase despojada obrigatória – tinha uma queda por contas de plástico fluorescentes, usava flores nos cabelos e pintava os olhos com sombra azul em qualquer oportunidade. Ser hippie parecia ousado e diferente – apesar de toda a minha turma tentar virar hippie ao mesmo tempo (uma ironia que não entendi na época).

Lembro-me de sentar na cozinha de uma amiga aos 14 anos, tentando desesperadamente incendiar a casca de uma banana mofada, após seu irmão ter me falado sobre as qualidades alucinógenas da fruta. Não sentimos nenhum barato, mas o alarme de incêndio tocou e fomos proibidas de sair por uma semana quando nossos pais descobriram o que havíamos tentado fazer.

Nos anos seguintes, se me fosse dada a oportunidade para sentar embaixo de uma árvore com um guitarrista de cabelos compridos que gostava de Bob Dylan, seria o paraíso para mim. Amor, paz e entendimento. A vida era só isso.

Até que cheguei aos 21 anos.

Parei de me importar tanto com o mundo em geral e me tornei mais gananciosa, cínica e diligente. Não procurava mais por hippies; buscava mentores que pudessem me inspirar para eu chegar ao topo. Flores – ora, eu ria na cara delas. Queria um terno poderoso com ombreiras enormes, e para ontem.

Aos 22, comprei uma casa, um carro e voei pelo mundo para uma série de destinos glamourosos. Minha pegada de carbono passou de uma sapatilha de balé a um sapato de palhaço gigante.

Minhas amigas fizeram o mesmo. Apoiávamos menos umas às outras e às nossas comunidades, e estávamos mais empenhadas em superar o vizinho e ficar ricas rápido.

Agora, aos 30, estou mais tranquila e percebi o que é mais importante do que dinheiro e profissão: amigos, família, amor verdadeiro e autorrespeito. Sei que minha aura é verde e que deveria tirar os sapatos e andar mais descalça pela grama. Sei que a acupuntura pode funcionar. Entendo que uma porção de "cinco frutas e legumes por dia" é o mínimo que deveríamos comer, e que todos nós deveríamos ingerir mais produtos da terra de uma forma orgânica e sustentável.

Sair da posição de cobaia para entender a si mesma pode realmente torná-la mais forte e saudável.

Por isso, procure um curador Reiki para melhorar seu fluxo de energia, ou dê uma escapada para uma fazenda administrada por praticantes holísticos para ajudá-la a superar um inverno rigoroso. Em vez de ir a um bar, vá a um spa com suas amigas e relaxe em paz e sossegada com uma massagista e uma mente aberta. E quando vir alguém que parece especialmente calmo e resiliente, pergunte-lhe qual é o segredo. Essa é uma maneira maravilhosa de viver. Aproveitem, gente!

NÃO SOU A ÚNICA...

"Larguei meu emprego e me tornei conselheira de caridade autônoma, o que me deu tempo livre para começar um curso de hipnoterapia e me ajudou a não ficar tão estressada indo e vindo do trabalho ou preocupada com a politicagem do escritório. Encontrei pessoas com a mesma mentalidade que queriam ajudar outras e que gostavam das coisas simples da vida, como andar na praia ou admirar uma bela pintura. Minha saúde – e meu coração – está muito melhor agora!"

Julia, 37, funcionária de instituição de caridade, Londres

"Meu namorado havia acabado de terminar nosso relacionamento, e eu estava arrasada. Minhas amigas estavam planejando seus casamentos e futuros, e eu, sozinha e deprimida; então, reservei duas semanas em um retiro de ioga em Goa, onde não fiz nada a não ser beber chá de ervas e praticar as posturas. Os instrutores me ensinaram a respeitar a mim e ao meu corpo – física e espiritualmente. Foi uma época maravilhosa para mim."

Leah, 28, preparadora física particular, Santa Fé, Novo México

SE VOCÊ NÃO PODE SE TORNAR HIPPIE...

Eduque-se com os ensinamentos deles. Tire o telefone do gancho por um fim de semana, compre muito chá de camomila e velas aromáticas e leia alguns livros bons. Recomendo *The Road Less Traveled*, de M. Scott Peck, durante o dia, e *O Tao do Pooh*, de Benjamin Hoff, para a hora de dormir.

71 namore um homem que não faça seu tipo

Uma amiga sábia me disse certa vez: "Você pode gostar das barras de chocolate Mars hoje, mas pode não gostar delas daqui a dez anos! E como você sabe que elas são as suas favoritas?"

Muitas vezes, nós nos apaixonamos somente por um determinado tipo ou simplesmente porque o homem em questão se apaixona por nós. Não pensamos sobre quem e o que será melhor para nós daqui a 25 anos. Fala sério, não pensamos nem sobre quem será bom para nós no ano que vem!

Então, experimente. Não quero dizer sexualmente, embora, claro, você não irá saber do que gosta até experimentar. Quero dizer romanticamente.

Diga sim para o cara que puxar um papo com você na cafeteria, muito embora não saiba muito sobre ele. Aceite a oferta de um tipo intelectual, ainda que, em geral, seja atraída por atletas. Você acha que odeia artistas? Dê uma chance para algum que mostre interesse. Ele pode não ser seu tipo usual, mas não se deve julgar o livro pela capa, então por que não tentar? E não pare só no quesito tipos de homens: experimente novos tipos de atividades. Uma refeição para dois seguida de uma ida ao cinema é seguro, mas chato. Aventure-se fora da cidade, vá ao teatro ou tente uma nova atividade. Qualquer um pode parecer divertido por uma hora durante o jantar, ou ficar calado durante um filme. Um tipo diferente de namoro fará você ver as coisas de forma diferente.

Há muitos tipos de homem por aí, então não se restrinja. Mesmo se, à primeira vista, você pensar que ele é errado, se algo instigar seu interesse, diga sim! Vá lá, eu a desafio. Arrisque-se...

NÃO SOU A ÚNICA...

"Namore pessoas diferentes: ator, atleta, barman, chef, caubói, DJ, médico, bombeiro, advogado, modelo, músico, piloto, político, publicitário, dono de restaurante/boate, agente de esportes, professor, escritor. Você apreciará mais aquele com quem se casar e o que ele faz (ou não faz) para se sustentar. Já experimentei muitos deles, então, provavelmente, poderia escolher um e me casar já, certo?"

Rhiannon, 29, jornalista esportiva, Miami

"Sempre pensei que terminaria com alguém mais velho, mais rico e mais alto do que eu, e certamente namorei muitos homens assim. Porém, de alguma forma, ao longo do caminho, o que atraiu minha atenção foi um cara alguns centímetros mais baixo, quatro anos mais jovem e artista batalhador. Sem dúvida, ele é o homem da minha vida. Vamos nos casar ano que vem, e as qualidades dos meus antigos relacionamentos parecem ridículas agora!"

Georgina, 36, chef, Austin, Texas

SE VOCÊ NÃO CONSEGUE NAMORAR HOMENS QUE NÃO FAZEM SEU TIPO...

Pelo menos fofoque com suas amigas para ter uma ideia verdadeira do amplo mercado de homens existentes, para você não olhar para trás daqui a quinze anos e pensar *Ah, que pena – fui tão bitolada!*

72 Seja um dos caras

Ser garota é algo maravilhoso, mas às vezes precisamos andar com os caras para baixar o tom. Nós, moças, podemos ser um pouco fofoqueiras e ficar meio histéricas de vez em quando; então, levar a vida com tranquilidade na companhia masculina age como um relaxante.

Não estou dizendo que devemos agir como homens só para pegarmos um deles. Para dizer a verdade, essa é uma atitude que detesto: garotas que fingem adorar beisebol e beber cerveja somente para impressionar os rapazes e conseguir um beijo bêbado no fim da noite em um bar. Não, trata-se de passar tempo com homens apenas por amizade. É para tentar algo novo e realmente vê-los em seu habitat natural: com outros caras, bebendo cerveja, falando sobre esportes – e sendo surpreendentemente adoráveis com relação às mulheres de suas vidas (sobretudo as mães).

Sou uma garota verdadeiramente feminina. Adoro mulheres – adoro ver o que as motiva e perceber como posso encorajá-las e aprender com elas. Porém, crescer com dois irmãozinhos em uma casa cheia dos amigos deles me ensinou desde cedo a achar divertido soltar pum. Foi um grande aprendizado. Nada me choca. Os homens são naturalmente mais propensos a desfrutar algumas coisas na vida que as mulheres sensíveis consideram chocantes: piadas sujas, quantidades imensas de cerveja, garçonetes peitudas e salários das estrelas do basquete. Andar junto com caras não apenas nos ajuda a entender isso tudo (uma habilidade que você pode levar para os relacionamentos românticos com o sexo oposto), mas também a relaxar. E você logo será capaz de distinguir entre o que é verdadeiramente ruim na vida e o que é apenas um pouco audacioso.

NÃO SOU A ÚNICA...

"Sou obcecada por futebol – e por David Beckham em particular –, esporte do qual minhas amigas se recusam a gostar, mas meus amigos me adoram por causa disso. É sério, conheço até a regra de impedimento. Agora, eles me incluem nas idas aos jogos aos sábados, o que é muito mais divertido do que passear pelo shopping com garotas que reclamam do tamanho de seus traseiros."

Gina, 27, garçonete, Los Angeles

"Os homens têm uma abordagem prática com relação à vida que eu aprendi a valorizar durante a última crise do meu relacionamento. Por serem homens, meus amigos entendiam o significado do comportamento de meu ex-namorado e realmente puderam me dizer: 'Você precisa estar com alguém que a considere uma prioridade, não uma opção.' Meu relacionamento não estava indo a lugar algum, e eles me deram a perspectiva masculina de que eu precisava."

Caroline, 30, preparadora física particular, Sacramento, Califórnia

SE VOCÊ NÃO PODE SER UM DOS CARAS...

Motive suas amigas a abrirem os olhos para alguns passatempos masculinos – realmente há algo divertido em comer asas de galinha e beber cerveja no sofá em um domingo chuvoso. Os homens são bons quando o assunto é relaxar. Fale sobre essa habilidade com suas amigas.

73 Coma uma carne exótica

Sanduíche de jacaré? Espeto de canguru? *Curry* de tubarão? OK, sei muito bem o que você está pensando: o que há de errado com um pedaço de bacalhau ou um sanduíche de peru? Bem, nada. Porém, às vezes, sobretudo quando você está viajando, é preciso ser corajosa para experimentar comidas novas.

Sou totalmente a favor de tentar tudo uma vez. Como podemos formular uma opinião sobre algo se não sabemos sobre o que se está falando? Eu não chegaria ao ponto de tomar sopa de cérebro de macaco (uma iguaria em muitos países estrangeiros), mas tirando isso, um petisco aqui e outro ali fará você parecer uma boa companhia, uma viajante bem-disposta e uma garota aventureira. Comi piranha no Peru – não achei nada de mais. E alce no Colorado – foi bastante saboroso. Comi pombo uma vez, por engano, no restaurante de um hotel no interior da Inglaterra e fiquei maravilhada com sua maciez.

Coma mais coisas diferentes e estimule seu paladar. Você só conhece o que experimenta.

NÃO SOU A ÚNICA...

"Muitas de minhas férias foram definidas não por aquilo que vi, mas pelo que comi. Toda cultura oferece uma gama diversa de sabores e texturas. A maioria de meus álbuns de férias possui inúmeras fotografias minhas desfrutando delícias em diferentes localidades – normalmente com o drinque típico do local na mão. A comida é de tal forma uma parte de um lugar que não consigo ser arrogante e virar o nariz para o que quer que seja."

Sandra, 35, voluntária de uma instituição de caridade, Los Angeles

"Certa vez, degustava um pedaço de veado no casamento de uma amiga quando encontrei um chumbinho – um pedaço de bala. Fiquei um pouco perturbada, e minhas obturações também, mas o noivo disse que isso dava sorte, então continuei a comer. Nunca esquecerei esse jantar."

Katie, 29, escritora, Brooklyn

SE VOCÊ NÃO CONSEGUE ENCONTRAR CARNE EXÓTICA...

Experimente outras comidas exóticas. Uma azeitona não é apenas uma azeitona, por exemplo. Todas as diferentes regiões nas quais são cultivadas as conservam de formas distintas e as recheiam com delícias diversas. E não se prive só porque você é vegetariana. Experimente.

74 *Gazeteie*

A vida não deveria ser só trabalho, trabalho, trabalho. Às vezes, ela precisa ser mais diversão. Então, o que você faz se já tirou férias, mas gostaria de ficar embaixo das cobertas? Você mente.

Há algumas regras a serem seguidas para gazetear com o mínimo de prejuízo para sua equipe de trabalho, seu chefe e sua reputação no escritório.

Não marque nenhuma reunião importante para o dia em que pretende estar fora. Ter de cancelar compromissos destacará sua ausência, e mais perguntas serão feitas. Não faça isso mais do que uma ou duas vezes por ano. Gazetear é um divertimento raro, não um direito inato. E se você está gazeteando porque planeja uma noitada bêbada na cidade e suspeita de que pode se sentir exausta no dia seguinte, não saia por aí divulgando seu calendário social. Sinais de alerta tocarão na hora em que você não aparecer.

Comece a tossir ou espirrar no escritório à medida que seu dia de gazeta se aproxima. Não seja teatral demais; apenas plante algumas sementes de que algo desagradável vai acontecer. Faça algumas horas extras até o grande dia. Não largue pilhas de trabalho para os outros fazerem. Eles se ofenderão com você e sua doença misteriosa. Conte a uma colega confiável o que está fazendo (mas não gazeteie com uma colega de trabalho). Ter uma companheira confiável para ser sua cúmplice no crime pode ajudá-la a cobrir algumas pistas e dar conta de algum trabalho urgente.

Por fim, aproveite! Se você vai fazer esse negócio arriscado, faça valer a pena. Vá a algum lugar divertido – ou planeje um dia fantástico de hibernação total com uma geladeira cheia de guloseimas e gravações de seus shows prediletos.

NÃO SOU A ÚNICA...

"Quando comecei meu relacionamento com meu namorado, não conseguia ficar longe dele. Felizmente, ele sentia o mesmo. Uma vez, não conseguimos nos separar, então tirei o dia para ficarmos juntos. Não fizemos nada de mais. Bem, você pode imaginar o que fizemos era um relacionamento novo! Mas todo essa circunstância devassa nos fez rir como adolescentes novamente e nos aproximou ainda mais."

Monica, 33, assistente de recursos humanos, Filadélfia, Pensilvânia

"Meu chefe é terrível quando se trata de deixar as pessoas tirarem férias. Ele sempre encontra um problema, mesmo se trabalhamos muito e fazemos horas extras. Ele é viciado em trabalho e quer que nós sejamos também. Por anos, segui o exemplo dele, até que comecei a ficar doente e minha família percebeu uma mudança em mim. Agora, quando sinto que tudo está ficando demais, tiro um dia e assisto a dois filmes no cinema, onde posso desligar meu telefone. Ele sabe o que estou fazendo, mas não pode dizer nada."

Clara, 31, executiva de relações públicas, cidade de Nova York

SE VOCÊ NÃO PODE GAZETEAR...

Pelo menos use sua hora de almoço com sabedoria. Não seja uma escrava do trabalho. A triste verdade é que os trabalhadores nem sempre recebem agradecimentos ou elogios por fazerem horas extras e por seu empenho. Trabalhe com afinco quando for preciso, mas depois, em um dia calmo, reserve uma hora de almoço com uma amiga ou vá à academia por uma hora. E não tema ser a primeira a deixar o escritório à noite. Se seu trabalho está feito, saia e aproveite a vida. Apenas trabalhar, sem se divertir, a tornará uma pessoa muito tediosa.

GEEK E CHIQUE

75 Decore citações de Grease – Nos tempos da brilhantina

Podemos criar um vínculo instantâneo com pessoas no mundo inteiro ao repetirmos algumas palavras ditas por John Travolta e seus companheiros de carro esportivo, ou Olivia Newton-John e suas amigas vestidas de cor-de-rosa em *Grease – Nos tempos da brilhantina*, o filme mais lotado de citações surpreendentes de todos os tempos. Não estou alegando que quaisquer das palavras têm a mesma importância de um discurso proferido por Hillary Clinton sobre o sistema de saúde, mas essas expressões foram extremamente influentes para um determinado gênero e faixa etária.

Uso falas do filme sem premeditar isso. Honestamente, para mim elas são tão poderosas quanto algo pronunciado por Benjamin Franklin no século XVIII. Eu afirmaria que elas desempenharam um papel igualmente importante na formação da juventude norte-americana, e Olivia Newton-John certamente era bem mais vistosa. Quem não gostaria de adentrar os portões de sua escola no último dia do ano comendo algodão-doce e cantando "We Go Together" com grande naturalidade?

Grease – Nos tempos da brilhantina moldou nossa ideia de verão, de romances de verão, de romances na escola e da vida escolar. Andávamos pelo pátio dizendo "Esse é o meu nome – não o desgaste", quando uma pessoa chata nos chamava. Ou dizíamos que nos sentíamos "como uma máquina de escrever defeituosa", não percebendo que isso significava que a menstruação estava atrasada e podíamos estar grávidas. Minhas amigas e eu sempre roubamos o roteiro do filme em busca de piadas e bordões. E até agora, na faixa dos 30 anos, uma referência astuta ao filme sempre provoca um tapinha nas costas.

O único perigo, claro, é que, ao usar uma citação, você pode acabar contando a cena inteira e ficar com vontade de voltar correndo para casa para assistir ao filme todo.

Você também pode ver *Grease – Os tempos da brilhantina voltaram*, mas citar a sequência não combina com os puristas de *Grease – Nos tempos da brilhantina*. Somos melhores do que isso. E, além do mais, alguém consegue lembrar uma fala de uma sequência?

Quando se trata de passar o tempo, criar laços com os amigos e levantar argumentos sérios com leveza, a verdade é: *Grease* é a palavra.

NÃO SOU A ÚNICA...

"Eu queria muito ser Olivia Newton-John quando era mais jovem. Adorava o fato de ela ser boa e má ao mesmo tempo. Descobri *Grease – Nos tempos da brilhantina* quando estava obcecada pelas bonecas Jem – aquelas figuras de estrelas de rock bem escandalosas. As bonecas Jem eram assim também, boas e ruins. E acho que sou um pouco desse jeito desde então. Uma geek bem conservadora no escritório e uma festeira à noite."

Karrie, 32, gerente de escritório, Brooklyn

"Por dez aniversários seguidos, insisti que meus pais me deixassem dar uma festa do pijama, como as garotas cor-de-rosa na casa de Frenchy no filme. Infelizmente, nenhum garoto se comportou como Romeu em frente à casa, e não descemos deslizando pelas calhas de chuva, mas adoramos cantar e dançar vestidas de pijamas."

Tiffany, 26, estudante, Providence, Rhode Island

SE VOCÊ NÃO CONSEGUE DECORAR CITAÇÕES DE *GREASE – NOS TEMPOS DA BRILHANTINA...*

Não é tão bom, mas se você não gosta de *Grease – Nos tempos da brilhantina*, tente *Dirty Dancing*. Não sei com que frequência você será capaz de usar a frase "Carreguei uma melancia", porém outras vieram a calhar em minha vida. "Ninguém deixa Baby largada por aí" é bom quando uma amiga não acompanha você na pista de dança. "Dou um jeito em seu cabelo, querida, faço você ficar linda" funciona quando uma amiga precisa de um afago, mas você está tentando disfarçar.

76 Leia o livro antes de ver o filme

Alguns diretores de cinema fazem um excelente trabalho de interpretação de sonhos e da imaginação do autor na telona. Porém, infelizmente, muitos não conseguem. Essa é a razão por que aconselho ler o livro antes de ver o filme. Duas horas chatas em um cinema podem arruinar para sempre um romance que você poderia adorar a vida inteira.

Alguns filmes são melhores do que os livros: *O diário de Bridget Jones*, por exemplo. O livro é engraçado; o filme é uma comédia clássica. E ninguém vai desdenhar e repreendê-la por não tirar o livro da estante e, em vez disso, alugar o DVD.

Outras adaptações recentes de bons livros foram divinamente interpretadas e bem produzidas, mas ainda carecem de toda a delicadeza que um livro lhe permite acrescentar.

Um autor não tem orçamento ou tempo restritos e, claro, a imaginação do leitor também não. Os produtores de cinema precisam lutar com esses contratempos, e ainda têm o peso em seus ombros de fazerem algo que seja adorado por muitos.

A outra é uma ótima aventura histórica; como livro, é sensual, educativo e apavorante, uma façanha bastante impressionante para a autora, Philippa Gregory. O filme é simplesmente errado. Natalie Portman como Ana Bolena? *Não!* Ela se concentrava tanto na pronúncia inglesa que esquecia que estava fazendo o papel de uma mulher tão carismática que o rei da Inglaterra abandonou sua mulher e a Igreja Católica para tê-la.

Após ter visto um filme, sua memória visual fica fixada. Mesmo que você goste tanto da versão condensada de Hollywood e corra para a livraria para se deliciar com a história pela segunda vez, nunca será o mesmo. Os atores são os personagens. Convenhamos, você consegue se imaginar lendo os romances de James Bond de Ian Fleming agora? Teoricamente, eles são maravilhosos, mas sem Daniel Craig em sungas azuis apertadas, para quê? É só nisso que você vai pensar de qualquer forma.

NÃO SOU A ÚNICA...

"Como sou obcecada por Harry Potter, esperei nervosa pelo primeiro filme. Os personagens eram impressionantes, e fiquei com medo de que um estúdio imenso os americanizasse – e logo Harry ganharia um sotaque de Los Angeles, dentes brancos imensos e uma tatuagem. Felizmente, eles respeitaram os princípios – e um elenco inglês –, e a primeira vez que Harry se aventurou no Beco Diagonal, chorei, porque era muito perfeito."

Andrea, 32, gerente de marcas, Londres

"Ano passado, *A bússola de ouro* foi minha prazerosa leitura de férias. Escapei para o mundo de Oxford, espíritos malignos e grandes batalhas no céu. Porém, demorei um pouco e ainda estava no início do livro quando o filme foi lançado e estourou. Pude entender as razões pelas quais os atores foram selecionados, mas fiquei contente por ter investido meu tempo no livro antes de finalmente ver o filme."

Jill, 32, técnica de informática, Los Angeles

SE VOCÊ NÃO PODE LER O LIVRO ANTES DE VER O FILME...

Leia o livro após ver o filme – se você gostou dele! Não perca uma grande experiência de leitura só porque já viu o filme na telona. Você já pode saber qual é o final, mas encontrará nuances sutis e prazeres que o produtor do filme simplesmente não teve tempo de incluir.

77 Tenha sempre à mão uma máquina fotográfica

Estou sentada no Starbucks enquanto escrevo. Tive de sair de meu apartamento. Meus prazos me prenderam em um mundo sem interação humana alguma, e ir a um café foi a saída. Além disso, precisava de cafeína e de uma desculpa para tomar banho e me vestir. E mesmo neste dia chuvoso em um Starbucks, há momentos acontecendo, momentos que valem a pena ser capturados.

Perto de mim, há uma família polonesa com um menininho louro cantando e batucando na caixa de suco de maçã orgânico enquanto seu avô orgulhoso cantarola junto, rindo de orelha a orelha.

Uma multidão de ciclistas entra apressada para comprar garrafas d'água.

Uma pequena família de patinhos chega. Quatro crianças, em capas de chuva idênticas, com os capuzes levantados e botas de plástico azuis protegendo os dedinhos dos pés, falam sobre milk-shakes e cookies pretos e brancos.

Em seguida, há o contato visual sutil entre alguns dos clientes. Este é um local de paquera notoriamente popular. Mulheres solteiras bem-arrumadas ocupam as mesas perto da entrada, fingindo ler o *New York Post* enquanto avaliam cada homem que entra. Os caras entram cambaleando após darem uma corrida, ensopados pela chuva, vestidos informalmente de moletons e bonés de beisebol, apreciando claramente o esforço que as mulheres fizeram.

E isso tudo acontece durante cinco minutos em uma cafeteria.

Muitas vezes, não passamos tempo suficiente olhando ao redor, observando o amor e o humor no cotidiano. Uma máquina fotográfica pode nos ajudar a fazer isso. Olhar por uma lente cria uma barreira que torna tudo mais aceitável de se mirar e admirar.

No dia em que me mudei para Nova York, decidi sempre carregar uma máquina fotográfica na bolsa, e as melhores imagens não foram fotografias posadas de amigas em uma noitada. Fotografei crianças pulando descalças na água que jorrava de um hidrante estourado. Cheguei no momento certo para tirar uma foto instantânea de um pôr do sol entre arranha-céus na 32nd Street. Flagrei a confusão de um visitante diante dos patinadores no Central Park.

Hoje em dia, o preço das máquinas fotográficas digitais é bastante razoável. Compre uma bem leve e carregue-a na bolsa como o faz com o celular ou a carteira.

Não achamos que esqueceremos os pequenos momentos de nossas vidas, mas esquecemos. Nossas lembranças desbotam com o tempo. No entanto, as fotos não. Fotografe.

NÃO SOU A ÚNICA...

"Quando tive minha primeira filha, não conseguia imaginá-la crescendo e ficando adulta. Certamente, não conseguia imaginá-la em um uniforme escolar. Porém, minha mãe me avisou sobre como os bebês crescem rápido, então fiz com que meu marido registrasse tudo. Sempre tínhamos uma máquina fotográfica por perto, porque as melhores fotografias são sempre as dos momentos inesperados. Fico contente por ter feito isso. Agora, olho para as imagens e não consigo acreditar que ela foi pequena daquele jeito."

Abby, 34, dona de casa, Tucson, Arizona

"Quebrei algumas máquinas fotográficas – carregá-las o tempo inteiro causa estragos. Mas minha prioridade sempre foi substituir a quebrada por outra nova. Vejo fotografias como a forma mais barata de entretenimento. Posso me perder em álbuns antigos durante horas. Ver fotografias alivia muito o estresse e estimula a memória. Algumas das minhas melhores fotos são de coisas pequenas e sem importância: um bolo esmeradamente confeitado, uma flor brotando, uma rua no outono. Porém, elas representam a verdadeira beleza e me lembram de manter os olhos abertos para a vida e para as possibilidades."

Erin, 32, fotógrafa, Montreal

SE VOCÊ NÃO PODE CARREGAR UMA MÁQUINA FOTOGRÁFICA O TEMPO INTEIRO...

Pelo menos assegure-se de revelar e guardar as fotos que tira. Se você é mais do tipo que tira fotos apenas em ocasiões especiais, tudo bem, mas o cartão de memória não é um álbum de fotografias. Estabeleça uma regra: assim que o cartão atingir um determinado número de imagens, imprima-as e guarde-as também em um CD. Vale a pena o investimento.

78 Encontre um mentor

A vida pode ser dura; logo, algumas palavras encorajadoras de pessoas que já trilharam o caminho à sua frente podem fazer toda a diferença. O conhecimento de alguém experiente pode transformar uma situação maluca e desesperadora em algo que você usará como uma medalha de honra ao mérito. Um mentor pode lhe mostrar o caminho das pedras.

Trabalho com jornalismo, um campo extremamente competitivo em que os bons realmente se destacam. Adoro escritores e editores como um todo, de verdade – eles são interessantes, interessados e excelentes contadores de histórias. Porém, quanto mais alto chego, mais solitária é a jornada.

Quando consegui o emprego de editora chefe, queria proteger minha equipe e não reclamar com meus chefes, então fiquei na minha e assumi os problemas de todo mundo juntamente com os meus.

Foi quando alguém perguntou: "Quem você procura para se aconselhar? Quem está tomando conta de você?", e eu, pela primeira vez, fiquei abismada. Não tinha ninguém. Então, me abri e me tornei amiga de um cara ótimo que era o editor de um jornal em Manhattan e de uma mulher encantadora que acabara de ser promovida a editora chefe de uma revista mensal de circulação nacional.

Enviei-lhes e-mails, eles responderam com gentileza, e logo surgiram almoços e jantares repletos de dilemas compartilhados, conselhos úteis e bom-humor encorajador em abundância. Não percebi o quanto precisava de alguém no mesmo campo de trabalho para servir de mentor até que os encontrei. Tive sorte. Mas escolher um mentor é uma empreitada delicada.

O primeiro princípio básico é se assegurar de que a pessoa não está competindo com você. Ela deve ser segura, confiante, organizada no que faz e saber quem é. O segundo princípio é escolher alguém discreto. Se você está perguntando como lidar com seu chefe difícil, ou se devia trocar de emprego, não ajuda se o mentor compartilha essa informação com outras pessoas. Ele deve saber ouvir e lhe dar força – não ser um fofoqueiro de plantão. No momento em que você ouvir algo que disse para seu mentor em uma conversa particular repetido para você por outra pessoa, caia fora.

Terceiro, saiba que mentorear tem hora e lugar e que, mais tarde, vocês podem deixar de precisar um do outro. Mentorear pode ser fatigante. Não use sua mentora como terapeuta. Discuta seu percurso profissional; não a chateie com perguntas sobre seu namorado irritante.

Pague sua mentora com xícaras de café e seguindo os conselhos dela. Se você escolheu a mentora certa, ela tem anos repletos de insucessos, fracassos e sucessos com os quais você pode aprender. Se você opta continuamente por fazer o oposto do que ela sugere, então para que procurá-la?

NÃO SOU A ÚNICA...

"Sou muito segura no trabalho, mas, quando se trata de pedir um aumento de salário, por alguma razão sou um zero à esquerda. Meu mentor me fez ver claramente e sem rodeios o que eu valia. Descreveu meu cargo e o valor que ele tinha em outras empresas. Lembrou-me de meus feitos e me ajudou a entender o que eu aprendera com meus fracassos. Após alguns meses de discussão, me senti suficientemente forte para procurar meu chefe e justificar um aumento de salário. Funcionou, e todas as vezes que pego meu contracheque, envio a meu mentor uma saudação imaginária."

Joely, 27, terapeuta estética,
New Haven, Connecticut

"Charles Dickens escreveu certa vez: "Estime aquele que alivia o fardo do outro." E eu realmente aprecio minha mentora, que ajudou a evitar que eu ficasse louca quando me envolvi em uma luta feroz por poder no trabalho. É surpreendente como a política de escritório pode tomar conta de você e levá-la a se desconcentrar do essencial: produzir bons resultados. Minha mentora me aconselhou sobre como lidar com intimidadores e focar em meus objetivos de longo prazo."

Janice, 41, administradora,
Nova Orleans, Louisiana

SE VOCÊ NÃO CONSEGUE ENCONTRAR UM MENTOR...

Você talvez já tenha um. Pode ser seu pai, sua melhor amiga, ou mesmo um de seus ex-professores de colégio. Uma vez que o tenha identificado e mostrado sua apreciação, você pode ser capaz de transformá-lo em um verdadeiro mentor. "Devemos encontrar tempo para parar e agradecer às pessoas que fazem diferença em nossas vidas", disse Robert Kennedy, e concordo com ele. Quando você para e expressa gratidão por um bom conselho, os mentores desejam ajudá-la ainda mais.

79 Seja uma mentora

Quando as pessoas me perguntam o que tem de melhor em meu trabalho, respondo sem hesitação: ver minha equipe aprender e crescer. Supervisiono cerca de sessenta funcionários, e nada me dá mais alegria ou satisfação do que ver um deles conseguir uma promoção, ficar motivado com um projeto, ou realizar com sucesso uma tarefa difícil.

Contanto que as pessoas trabalhem em equipe, arduamente, e sejam boas no que fazem, eu serei a mentora em cada milímetro de suas vidas. Mesmo quando elas partem, ainda sinto uma imensa sensação de orgulho quando as vejo aparecer na televisão ou na equipe editorial de outra revista.

Para ser uma boa mentora, você precisa erradicar qualquer inveja de seu sistema. Você não pode defender os melhores interesses de outra pessoa quando há algum ressentimento ou amargura dentro de si.

Se minha atuação como mentora pode motivar até mesmo um único jovem a chegar ao topo de nosso campo de trabalho sem ser um excêntrico paranoico e competitivo (como tantos jornalistas são), terei sido bem-sucedida em meu trabalho como mentora.

Todos nós temos a capacidade de ensinar. Na verdade, como disse Sócrates, um dos maiores professores de todos os tempos: "Você não é apenas bom na própria pele, mas a causa da bondade nos outros." Gosto dessa ideia e decidi vivenciá-la.

NÃO SOU A ÚNICA...

"Fui uma grande nadadora quando adolescente, mas uma lesão me forçou a parar. Em vez de ficar amarga e revoltada com tudo, passei a mentorear jovens e, surpreendentemente, saboreei suas vitórias tanto quanto fiz com as minhas."

Beth, 30, consultora, Sarasota

"Na escola, tínhamos um sistema em que os mais velhos tomavam conta dos mais jovens, ensinavam-lhes os macetes e os protegiam dos intimidadores. Esse treinamento deve ter me impregnado, pois continuo sendo uma verdadeira protetora e estimuladora. Meu papel na área de recursos humanos me permitiu encorajar novos contratados a fazerem cursos, aprenderem a gerenciar seus gerentes e a pensarem sobre o progresso em suas carreiras e seus objetivos futuros."

Clara, 34, gerente de recursos humanos, cidade de Nova York

SE VOCÊ NÃO PODE SER UMA MENTORA...

Retribua de algum jeito, em algum lugar. Uma grande amiga minha ajuda nos abrigos dos sem-teto de Nova York nos fins de semana. É incrível fazer isso, e o que é ainda mais sensacional é que ela ganha tanto com isso quanto aqueles que ela ajuda. A recompensa intelectual e emocional de ajudar os mais jovens ou menos afortunados é infinita.

80 Aprenda uma língua estrangeira

Em todas as áreas da vida, a comunicação é tudo – com seus pais, seu namorado, com o chefe e o resto do mundo.

Quando tinha 11 anos, no Reino Unido, tive de escolher entre duas línguas estrangeiras: francês ou alemão. Escolhi francês porque, na época, gostava muito dos filmes antigos de Brigitte Bardot. Francês era considerado a mais difícil das duas, mas minhas amigas todas a escolheram também, e em pouco tempo estávamos nos divertindo à beça.

O auge do processo de aprendizagem de uma língua estrangeira quando se é estudante são as infames viagens ao exterior. Quando nossa hora finalmente chegou, aos 14 anos, minhas amigas e eu ficamos para lá de animadas. Eu já tinha ido a Paris para morar com uma família francesa por alguns verões, mas viajar com as colegas de escola seria muito diferente. Assim que pousamos em solo francês, corremos para um café para pedir algo sobre o qual sempre fantasiamos em nosso último livro didático: "*une diabolo menthe et um croque monsieur, s'il vous plaît.*" Traduzido, acabou sendo um copo de um líquido verde fétido com sabor de antisséptico bucal nada empolgante e um misto quente. No entanto, adoramos tudo de qualquer forma porque estávamos em Le Touquet, e a garçonete havia entendido o nosso pedido.

Aprender a falar uma língua estrangeira não é apenas excelente para pedir itens decepcionantes da culinária local. Dominar uma língua diferente da sua realmente lhe abre um novo mundo. É difícil – e quanto mais tarde, pior ainda (as crianças pequenas possuem cérebros que parecem esponjas para novas palavras, então lembre-se disso quando tiver filhos!) –, mas é útil e divertido. Ela lhe permite fingir ser uma intelectual e falar de forma requintada para seu próprio entretenimento e para exercitar os músculos mentais. Significa que você pode escolher ter um encontro romântico em um daqueles cineminhas independentes excêntricos que exibem filmes estrangeiros respeitáveis e impressionar seu novo amado ao apontar erros de tradução das legendas na tela.

Motive uma amiga a frequentar um curso noturno com você, ou baixe da internet programas de ensino de línguas para seu iPod e os ouça enquanto vai para o trabalho. A melhor maneira de aprender é de fato ir aonde a língua é falada – só se assegure de que você não ficará com pessoas que falem sua língua materna.

NÃO SOU A ÚNICA...

"Não percebi como era sortuda por ter sido criada falando duas línguas – inglês e espanhol – até que cheguei ao ensino médio e todas as minhas amigas lutavam para tirar boas notas. Desde então, aprecio as culturas de meus pais e me esforço em dobro para falar com meus primos em quaisquer das línguas que mais usem. Meus amigos sempre ficam muito impressionados, e é útil no trabalho também."

Clara, 25, assistente de loja, Dallas, Texas

"Meu marido e eu começamos um tanto tarde, alguns diriam, mas quando nos aposentamos, compramos uma casa na Espanha e decidimos que era ridículo não sermos capazes de nos comunicar com as mulheres no supermercado. Então, frequentamos um curso noturno e ouvimos fitas e, embora nunca cheguemos à perfeição, já posso pedir um táxi com confiança e pechinchar com os feirantes."

Helen, 55, dona de casa, Londres

SE VOCÊ NÃO CONSEGUE APRENDER UMA LÍNGUA ESTRANGEIRA...

Memorize algumas palavras e frases que serão úteis quando você viajar. *Por favor, obrigada, olá, adeus, sim, não...* essas são básicas. E um bom guia de viagem deve ter algumas outras também. Esse esforço mínimo agradará os habitantes e, provavelmente, você ganhará um serviço melhor e um sorriso.

81 Mantenha um diário

Veja bem, foi difícil decidir se este tópico deveria ser incluído aqui, pois tive alguns problemas com diários no passado.

Comecei meu primeiro diário quando era adolescente; eu o usava para reclamar de minha mãe. Escrevia, na linguagem raivosa da adolescência, sobre como minha mãe era mandona, e isso me fazia sentir muito melhor. No entanto, a velha abelhuda da faxineira encontrou-o (escondido sob minha cama), leu o diário e depois o passou para minha mãe. Como essa mulher foi desleal e criadora de problemas! Fui proibida de sair no fim de semana e Daisy recebeu um agradecimento por isso. A vida é fogo.

Em outra ocasião, alguns anos após eu *não* ter aprendido minha lição, deixei meu diário novamente vulnerável a intrometidos. Dessa vez, foi uma amiga que viu o que eu escrevera sobre minha primeira grande paixão e contou para ele. Fiquei atormentada e passei a questionar a necessidade que sempre senti de colocar tudo no papel.

Porém, alguns anos (e um cadeado) mais tarde, penso ser importante manter um diário. Além de serem úteis para registrar os altos e baixos dos relacionamentos – quando você podia ficar tentada a ver o mundo cor-de-rosa – e lembrar em que época do ano você tirou férias, são ótimos para ajudá-la a lembrar-se de momentos mágicos. Eles também podem lembrá-la de como conseguiu sobreviver a tempos mais difíceis do que os que você está passando atualmente.

Os diários não precisam ser grandes obras literárias. Algumas amigas minhas anotam os mantras do dia ou uma nova citação que as impressionou. Outras os usam como uma forma de terapia, no qual podem despejar seus sentimentos e pensamentos mais íntimos.

Mantenho um diário bem básico, de papel, e ninguém, além de mim, seria capaz de dar sentido a meus rabiscos. Retorno a ele ao fim de cada dia e o preencho com fatos importantes, encontros inesperados, festas e assim por diante. É sempre divertido procurar pelo mesmo dia do ano anterior e ver o que estava fazendo naquela época e o que mudou.

Um diário é uma ótima maneira de manter sua vida nos trilhos e se parabenizar pelo quanto você já realizou

NÃO SOU A ÚNICA...

"Fiz um curso de hipnoterapia em que fomos motivadas a manter um diário. Era um diário sobre estado de espírito, e nos ensinaram a refletir além dos pensamentos e das façanhas, na direção dos sentimentos e das sensações. Ele me ajudou a me conectar comigo mesma, e mantenho esse diário até hoje. Ele me ajudou a ver a relação entre meus sentimentos e meu ciclo menstrual, o que me fez parar de achar que sou louca."

Dana, 28, professora, Hoboken

"Mantenho diários desde que era adolescente, com a esperança de um dia passá-los para uma filha minha. Naquela época, minha mãe e eu tínhamos problemas terríveis de comunicação – ela não conseguia se relacionar comigo e eu não conseguia me abrir com ela. Tenho tanto medo de que isso possa acontecer comigo que espero que, ao reler e compartilhar meus diários, eu seja capaz de lembrar como era ser jovem e ajudar minha futura filha a entender que eu também já fui igual a ela."

Hilary, 35,
planejadora de eventos, Queens

SE VOCÊ NÃO CONSEGUE MANTER UM DIÁRIO...

Mantenha uma pasta em seu computador na qual você possa armazenar e-mails significativos e relevantes entre você e suas grandes amigas. Se você teve uma noitada particularmente hilária, sabe que as trocas de mensagens no dia seguinte serão impagáveis. Guarde essas mensagens para, em um dia chuvoso, lembrar-se dos bons tempos.

82 Dê vazão ao seu lado travesso

Algumas de nós acham difícil dar vazão ao lado travesso, mas todas nós temos um.

A vida vai ficando cada vez mais séria à medida que envelhecemos, e fazer algo bobo ou inútil pode parecer uma perda de tempo. Sempre há algo sério e valioso a ser feito: ler, escrever, se exercitar, ou aprender um novo esporte. Porém, quanto mais séria a vida fica, mais importante é se divertir – e a forma mais fácil de se divertir quando se é adulto é se engajar em alguma traquinada despreocupada.

Para mim, às vezes, essa travessura vem na forma de atirar os sapatos para longe e assistir *Oprah*, por uma hora, em meu escritório no meio de um dia de trabalho. Outras vezes, vem na forma de um cupcake para poder suportar a tarde fatigante. E, em outras, no envio de e-mails engraçados do computador de outra pessoa enquanto a mesma está no banheiro e, depois, na espera pela resposta perplexa do destinatário confuso. Descontrair-se é bom. Rir realmente é o melhor remédio, e se comportar mal nos faz sentir jovem novamente.

Algumas regras para ser travessa: você nunca deve fazer algo que não gostaria que fizessem com você (uma nova versão da regra de ouro milenar). Sempre deve ser algo que esteja dentro da lei. E você nunca deve se sentir culpada. Porque se sabe que vai se arrepender de ter sido travessa, tudo perde a graça.

EU NÃO SOU A ÚNICA...

"Olhando para meus 20 anos, vejo que fui muito séria por tempo demais. Não aprovava bebida nem momentos ocasionais de descontração física. Certamente, não conseguia entender por que alguém seria tão tolo a ponto de pegar um empréstimo para sair de férias. Não sei o que me fez relaxar, mas quanto mais velha fico, mais quero tentar algo novo e me inteirar das novidades empolgantes. Ainda não sou travessa, mas certamente estou aprendendo a dar vazão a meu lado divertido."

Marcella, 33,
gerente de produção, Boston

"Eu pensava que ser travessa significava ser sexual. Mas agora sei que é comer mais um biscoito, ou fugir para tirar uma soneca à tarde, ou rir do casal no restaurante que não consegue parar de se beijar. Qualquer coisa que a faça se sentir jovem novamente e um pouco atrevida é bom para você."

Amanda, 28,
assistente de contabilidade, Omaha, Nebraska

SE VOCÊ NÃO CONSEGUE DAR VAZÃO A SEU LADO TRAVESSO...

Tente não julgar os outros que conseguem. Todos nós temos padrões e valores diferentes. Você pode pensar que alguém dançando pelo escritório ou cantando no metrô é idiota, mas quem se importa? Admire a pessoa, ou seu humor, e deixe os julgamentos de lado. Somos todos diferentes, e é isso que faz a vida ser interessante.

83 Explore a coleção de discos do seu pai

Ainda consigo lembrar da primeira vez em que ouvi Dire Straits. Está bem, talvez eles não sejam os maiores deuses do rock de todos os tempos, mas são bons. Eu tinha 11 anos, estava no banco de trás do carro do meu pai, indo para a piscina do bairro em um sábado, e "Brothers in Arms" tocou. Fiquei encantada.

Para meu espanto e absoluto deleite, meu pai tinha todos os álbuns deles e me incentivou a ouvi-los. Enquanto pesquisava, procurando por mais Dire Straits, encontrei Fleetwood Mac, os Beatles, os Bee Gees, Barbra Streisand, Barry Manilow, os Beach Boys, Elton John e Carly Simon. Aquele dia não foi nada ruim para mim do ponto de vista musical.

Claro que saí por aí agindo como se tivesse descoberto um grande segredo, um presente musical que podia compartilhar com meus amigos e irmãos mais novos. Não sabia que esses artistas já eram mundialmente famosos, com inúmeros Grammys e vícios em drogas. Para mim, eram novos e puros.

É assim que os pais e suas coleções de discos podem fornecer uma grande educação musical. Os pais – por sua natureza masculina adulta e sem muito tempo livre – vão direto ao que interessa. Você pode usar o gosto deles para obter uma rápida introdução à história da boa música.

Portanto, peça a seu pai para abrir as caixas de discos dele. Será bom para vocês dois – ele vai poder ficar nostálgico e se sentir lisonjeado por você admirar o gosto dele, e você vai poder ouvir algo inédito e talvez encontrar um novo artista favorito. A maior parte do tempo, os grandes sucessos do passado são assim chamados por alguma razão.

NAO SOU A ÚNICA...

"Meu pai é tão fã dos Beatles que decidi me tornar uma também, inicialmente para me aproximar dele. Ele é um homem calado, pouco inclinado a se abrir, e a música parecia ser uma maneira fácil para conhecê-lo. Agora, não preciso fingir, claro – tenho todos os álbuns dos Beatles e três camisetas. Meu pai não fala nada, mas sei que ele fica animado por compartilharmos algo tão significativo."

Jennifer, 31, gerente de loja, Las Vegas, Nevada

"Tenho um conhecimento musical enciclopédico e o atribuo ao lar em que cresci. O rádio estava sempre ligado; meu pai sempre ouvia coisas novas com entusiasmo; e meus irmãos mais velhos sempre iam a shows de rock. Agora, adoro todos os gêneros musicais de todas as décadas. Minhas amigas ficaram paradas no hip-hop ou no R&B e nem reconhecem uma música do Marvin Gaye quando ela toca. Sinto-me mal por elas perderem tanto."

Cassandra, 26, estudante, Miami, Flórida

SE VOCÊ NÃO PODE EXPLORAR A COLEÇÃO DE DISCOS DO SEU PAI...

Então, vasculhe as memórias dele – isso a ajudará a entender seu pai, sua mãe e a dinâmica de sua família. Minha história favorita sobre um pai abrindo-se para a filha é de quando uma conhecida minha estava em Nairóbi. Ela nascera lá, mas essa era sua primeira visita desde que partira com 3 anos de idade. Sua mãe morrera recentemente em Londres, e ela e o pai sentiam muita saudade dela, então ela ligou para ele para lhe contar onde estava: na enfermaria do hospital onde nascera, há cinquenta anos. A voz do pai se encheu de emoção quando lhe perguntou: "Você está vendo a janela lá longe à direita, que dá para o pátio? Você está vendo a calha de chuva embaixo dela?" Ela respondeu que sim. "Subi por aquele cano na noite em que você nasceu para entregar champanhe para sua mãe e fazermos uma comemoração particular. Estávamos muito empolgados com você." Claro, minha conhecida se desmanchou em lágrimas, assim como seu pai ao telefone, na Inglaterra. Muitas vezes, os pais têm muita sabedoria e sentimentos para partilhar – você só precisa encontrar uma forma de fazê-los se abrir.

84 Dedique tempo à sua avó

Nenhuma família é perfeita, mas, no fundo, há carinho, conforto e tranquilidade impressionantes entre os membros.

Nunca dei muita atenção à minha relação com meu pequeno clã. Foi só quando me mudei para um lugar a 10 mil quilômetros de distância que percebi como realmente eram importantes o vínculo, o sangue e o apoio inato um ao outro. Consigo sobreviver estando tão longe deles porque sei que um dia voltarei para casa, e alguns anos de separação entre mim e meus irmãos não serão nada diante do resumo de acontecimentos de nossos mundos de trabalho, companheiros, casas novas e filhos no futuro.

No entanto, sinto-me diferente com relação à minha avó. Com exceção de minha mãe, ela é a única mulher no mundo que me adora incondicionalmente. Ela sabe tudo sobre mim, desde que nasci até me tornar mulher, e não me critica – bem, não muito duramente, pelo menos.

As avós, claro, não vão ficar conosco tanto quanto os pais ou os irmãos. Essa é a razão por que você realmente devia dedicar mais tempo a ela agora, enquanto pode.

O que você pode aprender com sua avó?

Ela é sua ligação pessoal com a história de um mundo do qual ela fez parte por metade de um século antes de você existir. Sua cidade, sua tataravó, seu sobrenome, como sua mãe e seu pai se apaixonaram. Ela talvez seja a maior contadora de histórias que você já encontrou.

Assegure-se de que, quando ela morrer, as histórias não morram com ela.

Você pode aprender tudo sobre seu DNA e os planos que seu corpo tem para o futuro – quanto peso você ganhará e onde, que doenças preocupantes podem ameaçá-la e como seu rosto mudará e envelhecerá. Lembre-se de coisas sobre ela que você deveria evitar quando chegar à idade dela. Prometi à minha mãe que se algum dia ela tiver um bigode ou chiar ao rir, como a vovó, eu direi a ela. E logo terei minha própria lista, tenho certeza – da vovó e da mamãe!

Você também pode aprender muito sobre sua mãe, talvez mais do que ela própria jamais lhe contará. Pelos olhos de sua avó, você pode medir o impacto real que teve na vida de sua mãe, o quanto ela a adora e o quanto vocês se divertiram juntas quando você era um bebê. Sua avó também pode lhe contar – ano a ano – como você e sua mãe se parecem e o que a torna diferente dela.

Então, não fique irritada e não encare sua velhinha querida como um dever ou uma chatice. Fale com ela. Faça perguntas sobre o passado. Tire o máximo dessa encarnação ambulante da vida familiar e de suas raízes.

NÃO SOU A ÚNICA...

"Minha avó foi uma guerreira. O marido dela – meu avô – a deixou com sete filhos e sem dinheiro na década de 1950. Mas ela desabou? De jeito nenhum. Criou sua família para serem trabalhadores árduos e decentes, e nunca disse uma única palavra negativa a respeito dos homens ou dos casamentos. Adorava tanto todos os filhos e netos que o dia em que ela morreu foi o mais triste de minha vida. Mas tive muita sorte de conhecê-la. Ela me mostrou que a vida nos ensina algumas lições que nem sempre são agradáveis, mas que nos farão aprender e melhorar."

Juliet, 34, escritora, Boston, Massachusetts

"Minha avó consegue me fazer rir como ninguém. Ela é muito politicamente incorreta, mas ninguém a leva a mal. Ela é ofensiva de um jeito meigo de uma senhora idosa, e suas opiniões ultrapassadas fazem com que eu e meus irmãos questionemos nossas crenças e nos demos conta de como o mundo mudou. Ela é um elo vivo com o passado e um guia para nosso futuro moral."

Maria, 26, assistente bancária,
Trenton, Nova Jersey

SE VOCÊ NÃO PODE DEDICAR
TEMPO À SUA AVÓ...

Procure outra senhora idosa para fazer amizade. A idade avançada pode ser solitária para muitas mulheres quando os amigos e os familiares morrem e a saúde as impede de sair e fazer novos amigos. De vez em quando, dê uma torta ou flores naturais para uma vizinha, faça amizade com a avó de uma amiga e visite-a quando ninguém estiver por perto, e mantenha sua mãe por perto – para que um dia sua filha possa ter um grande relacionamento com a avó dela.

85 Guarde cartas antigas e escreva novas

Não sei quanto a você, mas pouca coisa boa entra em minha caixa de correio. Em geral, recebo contas, folhetos de propaganda para coisas de que não preciso e extratos bancários. Logo, numa tentativa de receber correspondência mais interessante e reconfortante, minha nova resolução é enviar missivas mais interessantes e reconfortantes. Os e-mails são fáceis, os torpedos são baratos e telefonemas são necessários, mas ah, como é diferente se comunicar à maneira antiga!

Se você alguma vez for a Londres, não deixe de visitar o British Museum. Há uma biblioteca maravilhosa lá; nos armários de vidro, você pode ler as mais incríveis cartas do mundo românticas ou não – escritas à mão por algumas das pessoas mais famosas que já viveram. Nos rabiscos, você pode sentir o pânico crescente de Elizabeth I com relação à segurança da Inglaterra e à traição de seu primo. Na folha de papel, você pode sentir a inteligência e a sabedoria de Jane Austen fora dos confinamentos de seus romances engraçados. Seja comunicando-se com amigos ou com outros líderes do mundo, Winston Churchill mostrou ser um homem de caráter impressionante.

As cartas capturam um momento, um estado de humor. O remetente sentou e ponderou sobre as palavras de uma forma que a comunicação moderna não permite. E uma carta escrita à mão é apreciada e absorvida de tal forma que a leitura rápida e exclusão de um torpedo jamais conseguiria fazer.

Então, quando alguém lhe enviar uma carta, guarde-a em lugar seguro. Aprecie o empenho e a intenção por trás dela, encontre uma caixa ou gaveta especial para colocá-la e mergulhe nela em um dia chuvoso ou em um momento tranquilo de solidão.

Com frequência, revejo cartas que meus irmãos pequenos escreveram para mim quando eu estava na universidade. É difícil imaginar como meus dois irmãos dinâmicos e robustos puderam alguma vez ter pensado em mim e sentido tanto a minha falta – e sentido a necessidade de fazerem desenhos de nossa casa e de meus pais. As cartas adolescentes de minhas amigas também viraram instrumentos de grande importância: gostávamos tanto assim daquele cara, ou curtimos mesmo aquele conjunto famoso? Aparentemente sim! Agora, se eu tentasse imaginar como era a cabeça apaixonada de uma menina de 15 anos, não conseguiria, mas nas páginas dessas cartas, sou novamente uma adolescente cheia de espinhas e inebriada pelo amor pela literatura.

Portanto, alegre a caixa de correio de alguém e seus dias serão alegres também.

NÃO SOU A ÚNICA...

"Hoje, com a internet, a arte de escrever cartas acabou. Minha avó me enviava cartas o tempo inteiro. Ela era dona de um estilo antigo e maravilhoso de escrever, e as aprecio muito. Ainda as tenho todas juntas em uma caixa de plástico no sótão. Ela sempre mandou os cartões mais adoráveis; devia ir à loja e escolher um cartão que significaria algo para mim. Minha avó me criou desde muito jovem, então elas significam muito agora que não a tenho mais fisicamente comigo."

Michelle, 42, professora de ioga, Greenwich, Connecticut

"Sempre fui de escrever cartas e permanecer em contato com minha família grande e geograficamente dispersa, enviando cartões em momentos especiais. Foi trabalhoso escrever tanto à medida que minha família aumentava, mas algo dentro de mim me dizia para continuar. Meu sobrinho acabou casando com uma mulher extremamente esnobe de quem nossa família não gostava muito, mas minha atitude para com ela mudou quando ela me agradeceu por enviar cartas para seu filho, meu sobrinho-neto. Ela disse que foi maravilhoso para ele receber algo pelo correio e que ele as guardava debaixo da cama – e isso também a ajudou a incentivá-lo a escrever cartas de agradecimento após o Natal!"

Jill, 55, dona de casa, Kansas City, Missouri

SE VOCÊ NÃO CONSEGUE GUARDAR CARTAS ANTIGAS E ESCREVER NOVAS...

Examine sua coleção de livros e separe todos os que têm dedicatórias legais. Você não há de querer que o destino deles seja uma loja de caridade em um momento de febre de limpeza, e as dedicatórias sempre a lembrarão da pessoa que escreveu a mensagem. E por que você não pode escrever cartas novas? Tire cinco minutos aos domingos para escrever para alguém novo. Acredite – o destinatário a valorizará.

86 Arrume um passatempo – só para você, só por diversão

Quando você se sentir frustrada e/ou enfadada com determinadas áreas de sua vida – sobretudo aquelas que você não pode mudar –, os passatempos a ajudarão muito. Vá a uma faculdade próxima e verifique os cursos que ela oferece. O mundo está cheio de passatempos novos, maravilhosos, excêntricos e surpreendentes que você pode adotar. Procurar algo para si é uma excelente maneira de saber quem você realmente é e onde seus talentos secretos estão.

Quando se é criança, os passatempos são impostos por pais controladores, escolas exigentes ou formulários de entrada na faculdade. Quando se é adulto, essas atividades oferecem alguma forma de "tempo para si", a forma mais simples de escapismo de um trabalho frenético ou um lar infeliz. E você nunca sabe que habilidades úteis adquirirá ao longo do caminho e que poderão ser transplantadas para sua carreira ou seus relacionamentos. Sempre adorei fotografia, mas nunca realmente soube o que fazer com minha aptidão até que encontrei um folheto sobre cursos no centro de educação para adultos de meu bairro. Sem pensar duas vezes, me inscrevi em um com duração de dois anos. Por três noites a cada semana, teria de frequentar aulas e seminários, e ao fim de cada ano, precisaria produzir um trabalho final e fazer provas – mas em vez de ficar desanimada, devorei a ideia. Pela primeira vez na vida escolhi fazer uma prova e ser avaliada. Ninguém mais me disse para fazê-lo.

Foi a válvula de escape perfeita. Em minha turma, onde ninguém me conhecia, eu era livre para ser apenas eu mesma, e não a mulher, funcionária ou filha de alguém.

NÃO SOU A ÚNICA...

"Ao voltar ao trabalho após minha licença maternidade, me senti confusa e incapaz de manter separados meus dois mundos. De volta ao local de trabalho, tinha de me concentrar nos negócios e em manter meu chefe satisfeito e, depois, em casa, tudo girava em torno do bebê. Minha mãe conseguiu enxergar o quanto infeliz eu estava e sugeriu a mim e a meu marido – que se sentia excluído e estressado também – que tirássemos uma noite por semana juntos enquanto ela cuidava do bebê para nós. Minha mãe é um gênio – nos inscrevemos em uma aula de salsa e adoramos. Sentimo-nos em forma e sempre rimos, e a salsa é uma dança tão sensual que até melhorou nossa vida sexual."

Denise, 36, pesquisadora, San Antonio, Texas

"Comecei a praticar ioga porque a comida que meu marido cozinhava na época estava me fazendo engordar e meus joelhos começavam a doer. O homem lindo com quem comecei a praticar me ajudava a continuar em meu tapetinho quando eu cansava e queria desistir. Ficar em pé em uma perna só, perto de um homem que parecia um Jesus sensual, não foi a razão pela qual larguei meu marido – eu o largaria de qualquer maneira –, mas a confiança que conquistei com a ioga e o Jesus sensual foram o empurrão final. Então, o passatempo significou muito para mim."

Noelle, 29, maquiadora, Boulder, Colorado

SE VOCÊ NÃO PODE ARRUMAR UM PASSATEMPO...

Arranje, de alguma forma, algum tempo só para você se divertir. Se sua viagem de ida e volta para o trabalho é long e entediante, coloque seus programas de TV ou rádio favoritos em seu iPod e os minutos fatigantes se transformarão. Se você não pode sair de casa, pense sobre algo novo que pode tentar fazer em casa – mesmo que seja simplesmente anotar receitas de shows de culinária ou aprender sobre novos países no canal de turismo. Isso a tornará uma pessoa mais feliz e mais calma.

87 Redescubra "Take on Me"

De maneira geral, me considero uma pessoa feliz, mas se existe uma canção capaz de capturar todos os meus momentos felizes e juntá-los na mais deliciosa mistura que jamais existiu, esta é "Take on Me" do A-ha.

Ela chegou ao topo das paradas em meados da década de 1980. Muitas pessoas acham que o sucesso foi devido ao vídeo estilo história em quadrinhos e à sensualidade dos integrantes da banda, mas acho que foi a genialidade do piano pulsante e do refrão. De fato, agora o vídeo e os membros da banda perderam sua força pela passagem do tempo, mas a música continua forte.

Essa canção me tirou de um poço de inércia, imobilidade e irritação. Há algo sobre o refrão de vozes bem agudas que torna impossível não cantar junto com eles. Bem alto!

Essa música se tornou um tipo de hino dos bons tempos para mim. É a única canção sobre a qual meus dois irmãos mais jovens e eu temos a mesma opinião. Toda véspera de ano-novo, na festa oferecida por meus pais, nós a tocamos logo após a tradicional "Feliz ano-novo" (é do que você precisa após essa canção legal, porém triste) e todos ficam mais alegres. Nosso *pièce de résistance* é uma apresentação dos Ivens com teclados imaginários no meio da música.

Ela parece tocar sempre quando algo bom está acontecendo. As pessoas que me conhecem me associam a ela, e recebo torpedos do mundo todo exclamando: "Estou em um bar na praia, na Itália/discoteca da década de 1980 em Londres/casamento de familiares em San Diego e está tocando A-ha!" Eles estão vivendo um momento maravilhoso, e me sinto lisonjeada por se lembrarem de mim.

Toque essa música. Se você estiver em um bom momento, ela o tornará ainda melhor quando as batidas começarem a entrar e as pessoas ao seu redor começarem a lembrar por que adoravam essa música há tantos anos.

Se você estiver em um momento ruim — mesmo que esteja apenas um pouco cansada e estiver chovendo lá fora — aperte *play* e veja as nuvens se dispersarem. Tome cuidado apenas com os objetos valiosos e os rostos das pessoas — você vai querer pular para cima e para baixo e girar os braços!

NÁO SOU A ÚNICA...

"Eu era apaixonada por Morten Harket, o cantor principal do A-ha – acho que foi o espaço entre os dentes e a maneira como vestia a jaqueta jeans. Para dizer a verdade, a banda inteira era bem sensual. Fiquei completamente decepcionada quando eles pararam de fazer sucesso e eu não pude mais justificar ter o pôster deles na parede do meu quarto."

Kristen, 32, bancária, cidade de Nova York

"É ótimo estar na moda e gostar dos últimos lançamentos, mas, às vezes, você simplesmente precisa aceitar seu mau gosto musical e se divertir. "Take on Me" é uma daquelas músicas que não deixa ninguém parado. E me espanta o número de vezes em que eu a toquei no meu carro e as pessoas berraram: "Adoro essa música – qual é o nome dela mesmo? Não a ouvia há anos!"

Hayley, 33, dona de casa, Londres

SE VOCÊ NÃO CONSEGUE REDESCOBRIR "TAKE ON ME"...

Revisite as bandas inglesas da década de 1980. O clássico eletrizante e feliz "Come on Eileen", do Dexys Midnight Runners, nunca deixa de provocar um sorriso. Se você tem uma fobia racional (embora eu discorde – por que você não adoraria delineador azul e o cubo de Rubik?) de tudo relacionado à década de 1980, vá para as décadas seguintes. Você não continuará triste ou imóvel quando se confrontar com o talento espantoso de Mika em seu álbum *Love Today*. Abra-se para a música e o efeito positivo que ela tem em sua vida – tenha ela cinquenta anos ou esteja sendo tocada pela primeira vez no rádio esta noite.

88 Entregue-se ao prazer de uma grande obra literária

Não há nada mais divino do que se aconchegar com um livro maravilhoso em uma tarde chuvosa e fria. Acalentada por um pijama de flanela, fortificada por um chá quente com biscoitos, adoro como cada página nova traz momentos de puro prazer.

A arte de desfrutar de bons livros – ou vadiar com literatura, como prefiro chamar isso – desapareceu em nossos dias.

Sou editora de revista e escrevo para jornais, portanto não deveria dizer isto, mas *desacelere* – leia algo que tenha uma vida útil maior do que um litro de leite. A internet nos afastou de nossa infância de lanternas embaixo do cobertor, tentando avançar mais alguns capítulos de Nancy Drew antes de nossas mães nos mandarem dormir. Temos pressa, buscamos mais informações e queremos que os detalhes e enredos sejam jogados na nossa cara.

Recentemente, saí com algumas amigas para beber, e uma delas começou a contar sobre seu clube de leitura e como se divertiam bebendo gim-tônica e discutindo Ian McEwan. "Adoramos *Sábado,* e agora estamos empenhadas em ler *Reparação* antes da chegada do verão, mas precisamos desfrutar de *The Namesake* primeiro", ela discorreu, empolgada com suas

ambições literárias. Olhei para meus pés. Estava envergonhada. Não lia um livro fazia mais de um mês. E pior ainda, não
era arrebatada por um romance comovente e sincero havia
mais de um ano. Preenchia todo o tempo vago que tinha com
literatura feminina barata, biografias de queridinhos da mídia
e livros de receita. Todos esses têm seu lugar, claro, mas não
são grandes assuntos para conversas, e provavelmente não so-
breviverão ao teste do tempo.

Decidi embarcar numa viagem por obras historicamente
relevantes e fabulosamente divertidas escritas por grandes au-
tores de Nova York – qualquer um, de Edith Wharton a Jay
McInerney. A livraria Barnes & Noble sentiu a força de meu
cartão de crédito naquela tarde feia, quando minhas mãos
agarraram aqueles lindos volumes das prateleiras e minhas
pernas se encaminharam para o caixa. Mas não me arrependi.
Nunca pensei *Que fim de semana desperdiçado!*

Estamos todos sempre ocupados, e, às vezes, as livrarias ou
a Amazon.com podem ser intimidadoras. Porém, se você tem
tempo e inclinação para desfrutar de alguns livros que a farão
ver o mundo de uma forma um pouco mais diferente, tente
estes, meus cinco favoritos: *Rebecca*, de Daphne du Maurier, *O
morro dos ventos uivantes,* de Emily Brontë, *A idade da inocên-
cia,* de Edith Wharton, *Orgulho e preconceito,* de Jane Austen,
e *Vale das bonecas* de Jacqueline Susann (este talvez não seja
um clássico como os outros, mas é, sem dúvida, uma grande
história).

Nessas grandes obras, as mulheres ganham vida e a fazem sentir-se normal, animada, motivada e emotiva – você
vai querer ler esses livros mais de uma vez. Essa é a grande característica de uma obra de literatura: os personagens

permanecem seus amigos, aliados e heróis até muito depois de você terminar de lê-la

NÁO SOU A ÚNICA...

"Meu amor voraz por leitura começou quando eu tinha 4 anos e ganhei *Chocolate Mouse and Sugar Pig*, uma história sobre como dois animais de confeito encenam sua fuga de uma loja para evitar serem comidos. Ela me ensinou que a imaginação é um meio muito mais extraordinário do que qualquer show de televisão ou cinema. Desde então, tenho acumulado uma lista enorme livros que amo. Se você aguenta encarar o inglês dos séculos XII a XV, *Sir Gawain and the Green Knight* é o único texto verdadeiramente perfeito que já li; os textos picantes de Chaucer sempre provocam risadas; e Jane Austen é imbatível pelas maquinações do amor. Para estimular o cérebro levemente, você não tem como errar com Carl Hiaasen, Jasper Fforde e Jilly Cooper."

Ruth, 29, jornalista, Los Angeles

"Meu amor por livros permitiu que os momentos mais tediosos de minha vida se passassem entre os espadachins do século XVII, no decadentismo do século XVIII e no romance do século XIX. Indo e vindo do trabalho, ou parada em uma fila, um bom livro me tira da monotonia e me coloca em aventuras novas e empolgantes. Meu pai ficou doente no verão passado, e minha família e eu mantivemos vigília por semanas a fio. Ler as obras favoritas dele me permitiu homenageá-lo."

Vanessa, 38, florista, São Francisco, Califórnia

SE VOCÊ NÃO PODE SE ENTREGAR AO PRAZER DE UMA GRANDE OBRA LITERÁRIA...

Bem, primeiramente, claro que você pode, então pare de arranjar desculpas e leia. Porém, mais diplomaticamente, se os livros antigos a apavoram, comece com os clássicos modernos que toda mulher adora – *Alcova*, de Shirley Conran, e *Pássaros feridos*, de Colleen McCullough, são histórias envolventes de mortes trágicas e paixões fortes. E se você ainda assim não consegue se forçar a pegar um livro, escolha o áudio. Baixe uns audiolivros e ouça-os enquanto está na academia ou indo de casa para o trabalho. Não é a mesma coisa, mas pelo menos você não passará por ignorante no próximo jantar formal.

89 Construa sua árvore genealógica

Quem você pensa que é? Essa não é simplesmente uma pergunta aleatória colocada por aquelas defensoras do poder feminino da década de 1990, as Spice Girls. É um dilema sério. Todas nós precisamos saber de onde viemos, as histórias que moldaram nosso passado e as peculiaridades específicas de nossa família.

Não quero ficar dando uma de mórbida, mas antes que as pessoas comecem a gradualmente definhar, morrer e desaparecer, seria de grande valia para você e para as gerações futuras se você reunisse informações e as armazenasse para toda a família compartilhar.

Qualquer história é prazerosa, mas nenhuma é melhor que a sua.

Fiz uma árvore genealógica quando era adolescente, pesquisando nomes e datas em minha igreja e biblioteca local e sondando minha família para obter informações. Lembro-me de sentar compenetrada com pedaços de papel, canetas hidrográficas de cores diferentes, fita adesiva e uma lista de pessoas estranhas que compartilhavam meu sobrenome. Algumas eram francesas, fiquei consternada em saber (é uma característica inglesa), e outras tinham sido heróis de guerra. A árvore genealógica me deu uma sensação de raízes e orgulho, o que é muito difícil de ter neste mundo veloz e de consumo rápido em que vivemos.

Entreviste seus pais, avós, tios, tias e primos. Vasculhe o sótão e procure por documentos antigos legais e por fotografias. Mergulhar no passado de sua família e fazer sua árvore genealógica não lhe dirá tudo sobre quem você é, mas ajudará a inserir sua família na história como um ente coletivo para as futuras gerações.

NÃO SOU A ÚNICA...

"Uma prima que eu esquecera me contatou através de um site chamado Genes Reunited há alguns anos. A princípio, pensei já *tenho problemas demais para acompanhar minha família imediata; não preciso de mais agregados*. No entanto, minha atitude desdenhosa foi equivocada. Ela me enviou algumas fotografias, e eu pude ver as semelhanças familiares (não fomos abençoados com narizes pequenos), as quais me fizeram rir.

Não nos encontramos ainda, mas enviei-lhe todas as informações que tenho, assim ela pode montar a árvore genealógica que eu sei que apreciarei."

Joyce, 42, dona de casa, Londres

"Ano passado visitei a vila em que meus pais nasceram, na Irlanda. Através de uma empresa de pesquisa, descobri os nomes e as datas de aniversário de meus antepassados, e pude visitar igrejas nas quais eu sabia que meus ancestrais haviam se casado. Foi uma experiência profundamente espiritual. Senti-me em casa."

Claire, 35, estilista, Brooklyn, Nova York

SE VOCÊ NÃO CONSEGUE CONSTRUIR SUA ÁRVORE GENEALÓGICA...

Explore a história familiar de outra pessoa e faça uma viagem a Ellis Island, na cidade de Nova York. É uma experiência profundamente comovente e um passeio maravilhoso. Afinal, é onde os Estados Unidos como o conhecemos começaram e estabeleceram Nova York como o caldeirão cultural do mundo.

ESPECIALISTA EM BELEZA

90 Tenha um sorriso do qual se orgulhe

Há alguns meses, fiz algo bastante controverso e que nunca fizera antes: coloquei facetas de porcelana. Não parece ser algo controverso, mas, céus, inspirou muita discussão e crítica. Nunca gostei de meu sorriso – em parte porque tenho uma boca pequena demais e quase não consigo enfiar nela minha casquinha Häagen-Dazs sabor doce de leite sem que escorra pelo queijo abaixo, e em parte porque tenho – ou tinha, devo dizer – dentes de tubarão. Ninguém reparava a fundo a minha boca, mas isso ainda assim me constrangia.

Os ingleses são conhecidos por terem dentes horríveis. Não somos uma raça vaidosa; logo, a perfeição dentária fica no final da lista de projetos de beleza, juntamente com eletrólise e uma dieta rica em proteína. Meus dentes não chegavam ao nível horroroso dos de Austin Powers, mas nunca os tinha clareado ou arrumado. Cheguei aos 32 anos com aqueles estranhos caninos no estilo predador em uma boquinha de botão de rosa. Bizarro.

Durante uma noitada de bebedeira, um amigo meu inglês confessou que ele colocara facetas de porcelana alguns anos após se mudar para os Estados Unidos. Sugeriu que eu fosse ao dentista dele, porque quando me conheceu, "não vi o cabelo louro ou os peitos grandes, muito menos pensei, *Ah, ela é alta!*" Ele pensou, *Essa garota só pode ser inglesa – seus dentes são iguais aos do Conde Drácula!*

Peguei o telefone do dentista e marquei uma consulta para a semana seguinte. Ter um sorriso constrangedor abalou minha confiança, e eu queria dentes dos quais me orgulhasse. Além disso, a saúde dentária é algo que frequentemente deixamos de lado, e eu queria me assegurar de que também tinha dentes e gengivas saudáveis. Agora era a hora.

Todo mundo, da recepcionista ao dentista, tinha sorrisos deslumbrantes – e falsos. Fiquei convencida. Era caro, e por algumas semanas após as facetas terem sido colocadas, parecia que eu tinha uma corrente de eletricidade passando pelas gengivas, mas valeu a pena cada dólar que paguei.

Rapidamente, todos souberam o que fiz. Bem, não havia como esconder, certo? E eu também não queria! Minha primeira visita à Inglaterra após o tratamento foi difícil. Os amigos passavam torpedos e ligavam dizendo que ouviram um rumor de que eu tinha dentes novos. Veja, isso é considerado algo de muito fútil de se fazer no Reino Unido.

Porém, a primeira vez que alguém me disse que eu tinha dentes perfeitos, percebi que fiz a coisa certa.

Devemos nos sentir satisfeitos conosco. Sou totalmente a favor do autoaprimoramento. Sim, eu poderia ter vivido com meus dentes, mas tinha dinheiro para mudá-los e encontrei uma pessoa excelente para me ajudar.

Invista em si mesma. Invista em seus dentes. A saúde da gengiva e dentes fortes são um dos melhores investimentos que podemos fazer para o nosso futuro. Não estou falando simplesmente de obter algo tão drástico quanto facetas de porcelana – clarear os dentes ou usar aparelho pode fazer toda a diferença.

Ter dentes dos quais me orgulho me inspirou a dar mais do que duas escovadas rápidas por dia. Debra, a dentista, me ensinou a passar o fio dental da maneira correta (sim, ir até a gengiva e envolver o lado de cada dente, de cima para baixo por alguns segundos), e a marcar revisões e limpeza regulares.

Diz-se que um sorriso não custa nada. O meu certamente não foi de graça, mas não faz mal, porque agora ele é confiante.

NÃO SOU A ÚNICA...

"Após anos me sentindo como o Pernalonga, ajeitei meus dentes e diminuí seu tamanho para que não se parecessem com os de um coelho. Minha vida mudou completamente. Posso sorrir agora com confiança!"

Jill, 40, professora, Billings, Montana

"Doeu demais e me custou uma pequena fortuna, mas as noites sem dormir e o empréstimo bancário valeram a pena. Fui a um cirurgião plástico e pedi para ele me dar dentes como os de Julia Roberts, e meu sonho se tornou realidade. Não saia fazendo qualquer cirurgia plástica ou dentária levianamente, mas faça um retoque ali e outro aqui se isso a fizer feliz."

Ebony, 35, gerente de alimentos, Wichita, Kansas

SE VOCÊ NÃO PODE TER UM SORRISO DO QUAL SE ORGULHE...

Pelo menos se assegure de que está fazendo o básico – problemas de gengiva podem levar a doenças cardíacas. Escove os dentes pelo menos duas vezes ao dia, passe fio dental, não abuse de doces, vá ao dentista com regularidade e use uma boa pasta de dentes.

91 Faça as unhas com suas amigas

É tão absurdamente feminino fazer as unhas que acho que deveríamos celebrar isso. Moro em Nova York, onde há salões de manicure e pedicure em cada esquina com anúncios fluorescentes oferecendo serviços por preços extremamente baixos. Quando minhas amigas inglesas atravessam o oceano para me ver, esse é o primeiro lugar por onde começamos nosso passeio turístico em Manhattan. Esqueça o Empire State Building ou Ellis Island; minhas amigas consideram essas lojas de spa como a invenção mais maravilhosa que os Estados Unidos oferecem ao mundo moderno.

Fortalecer laços afetivos com as amigas e ficar bonita é uma forma genial de ser multitarefa. Fazer duas de suas coisas favoritas ao mesmo tempo só pode dobrar o prazer.

A geração de minha mãe não teve a mesma sorte. Aos 32, minha mãe estava ocupada criando dois filhos e trabalhando arduamente para alimentar a família. Agora, aqui estou: sem filhos, um bom salário, ganho com o suor do meu rosto, e tempo de sobra para me paparicar juntamente com outras amigas livres, sem filhos e na faixa dos 30 anos. Gosto muito desse aspecto de minha vida. Apresentei minha mãe a ele no estilo mais decadentista. Quando ela vem me visitar, eu a levo a um salão de beleza com preços que limitam tais visitas a ocasiões muito especiais, e sentamos em cadeiras de massagem por algumas boas horas. Bebemos champanhe e comemos docinhos e cerejas enquanto somos banhadas, esfoliadas, massageadas e arrumadas. Passamos uma tarde maravilhosa. Só para mulheres. Sim, os homens têm sua utilidade, mas algumas coisas são melhores quando são feitas só com mulheres. Fazer as unhas das mãos e dos pés é uma delas.

NÃO SOU A ÚNICA...

"Tenho uma série de fotografias que sempre me fazem sorrir. São fotografias dos meus pés com unhas brilhantemente coloridas e calcanhares bem cuidados, deitada em uma variedade de cadeiras nas praias pelo mundo a fora. Tire uma fotografia de seus pés e você sempre se lembrará do que significa sentir o sol e a areia e do que viu naqueles lugares lindos."

Laura, 26, assistente de vendas, Londres

"Minhas amigas e eu estamos na casa dos 20 anos e batalhando para fazer uma carreira e nos tornar conhecidas. Tempo livre para sair durante a semana é impossível, então nos encontramos na manicure aos sábados de manhã para relaxar e analisar nossa semana ao mesmo tempo. Adoro meus sábados."

Suzy, 28, gerente de fundo de pensão, cidade de Nova York

SE VOCÊ NÃO PODE FAZER AS UNHAS COM SUAS AMIGAS...

Se o dinheiro está curto este mês, faça um spa em sua casa. Peça às amigas para levarem garrafas de vinho e vidros de esmalte, e pintem as unhas umas das outras. Não ficará perfeito, sobretudo após algumas garrafas de vinho, mas esse momento fortalecerá a amizade de vocês e a fará parecer mais bonita. Isso é melhor do que não fazer nada.

92 Depile (tudo) lá embaixo

Nada contra você ter seu "jardim secreto" aparado, mas, por favor, peço-lhe para fazê-lo com cuidado. Tenho uma história de horror. Uma história de horror tão apavorante que ainda me dá pesadelos todas as vezes que preciso me preparar para passar férias na praia e pensar em arrumar minhas regiões baixas. Não queremos andar por aí com axilas peludas ou pernas como as de um chimpanzé, e, você há de convir, ter virilhas depiladas é muito bonito; mas preste atenção à minha narrativa.

Eu fazia assiduamente depilação havia vários anos quando decidi fazer (incitada pelo entusiasmo de algumas colegas sem pelos) uma depilação brasileira. Para as que não conhecem, isso significa tirar tudo lá embaixo. Tudo mesmo. Essa ideia nunca me atraiu, mas queria passar um verão usando biquínis minúsculos e retomei minha opinião de que se deve tentar a maioria das coisas pelo menos uma vez na vida. Decidi então ir a um salão de depilação perto de casa e pedi que deixassem apenas uma faixinha.

O que posso dizer? A russa simpática que me arrebatou escadas abaixo para seu local de trabalho parecia saber o que estava fazendo. Não fiquei nem um pouco constrangida ao tirar a calcinha, arreganhar as pernas e mostrar a perereca. E ela foi eficiente. Com seis passadas de cera e, pelo menos, quatro gritos de dor, fiquei mais macia do que um pêssego (exceto pela faixinha mencionada antes) e muito satisfeita.

Dei uma boa gorjeta – é necessário após essa tarefa, certo? – e fui embora.

Algumas semanas depois, minhas virilhas me declararam guerra.

Outras depiladoras haviam comentado comigo que meus pelos cresciam em direções diferentes e, por isso, faziam a depilação padrão com calma; por isso, achei um pouco estranho minha depiladora russa ter feito uma brasileira em metade do tempo usual. Sim, acabou que tudo ficou muito estranho. Por não ter sido levado em consideração seu padrão de crescimento, os pelos agora começavam a aparecer em forma de bolhinhas inchadas preocupantes e espinhas horríveis. Fiquei horrorizada. Essa não era a aparência elegante que almejava para o verão. Fui a outra especialista em beleza, que arfou quando mostrei a ela. "Quem fez isso em você?", ela perguntou, horrorizada. "Uma senhora simpática que estava doida para ir almoçar, acho", respondi, olhando em outra direção que não o campo de batalha lá embaixo. Ela fez o melhor que pôde para reparar os danos e, pelos meses seguintes, atacamos os pelos encravados.

Portanto, depile, mas não escolha o mais fácil e barato. Fale com suas amigas e peça referências. Assim que alertei algumas de minhas amigas sobre meus problemas, elas me deram números de telefone de várias depiladoras maravilhosas, e estas estão agora registradas na memória de meu celular. Faça o mesmo.

NÃO SOU A ÚNICA...

"Uma vez, fui tão puxada, espetada e depilada com cera que saí com minhas partes privadas parecendo um asqueroso peru depenado antes de ser assado. Não escolha o tudo ou nada. Às vezes, um pouco vai bem longe!"

Jessica, 31, recepcionista de hotel,
Sonoma, Califórnia

"Sempre opto por depilar tudo. Sinto-me revigorada e limpa, como uma nova mulher. Sinto-me aparada e confiante. Você se sente quase livre. Adoro."

Loraine, 35, estilista, Queens

SE VOCÊ NÃO CONSEGUE DEPILAR (TUDO) LÁ EMBAIXO...

Procure outro serviço de depilação adequado. Se você não gosta de mostrar suas partes íntimas a uma estranha, faça você mesma. Uma amiga com pele sensível usa um creme de depilação com grande sucesso. Outra raspa e passa uma loção milagrosa para evitar as erupções resultantes. Se você estiver se sentindo muito rica, determinada e disposta a sentir um pouco de dor, resolva tudo definitivamente com uma série de tratamentos a laser.

93 *Use filtro solar*

Passei muitas férias com amigas, todas nós brilhando ao sol, cobertas com óleo para bebês. Aventuramo-nos na piscina para nos refrescar, deixando um rastro de óleo atrás de nós.

Agora, dez anos após aprender algumas lições difíceis, finalmente possuo meu FPS, meu fator de proteção solar –

quanto mais alto melhor. Aprendi – e você deveria aprender também – que, até mesmo passando o FPS 50, você conseguirá obter um bronzeado ligeiro e uma cor dourada em vez de corpo queimado e pele seca.

Aprendi um pouco tarde a me proteger do sol e me arrependo disso. Porém, antes tarde do que nunca. Aplico e reaplico uma loção com um FPS de pelo menos 25 (UVA/UVB), evito o sol do meio-dia e sei quando basta.

Por mais bonita que você pareça bronzeada, parecerá mais bonita ainda com menos rugas e com menos todos os outros danos à pele provocados pelo sol em excesso. Ah, e você também ficará mais linda ainda viva. O câncer de pele é a forma mais comum de câncer nos Estados Unidos, e a melhor prevenção é tomar cuidado com o sol.

Então, como diz a canção apropriadamente intitulada "Filtro Solar": "Se eu pudesse dar só uma dica para o futuro, seria esta: use filtro solar."

NÃO SOU A ÚNICA...

"Quando estava na faculdade, perguntei a um de meus professores favoritos a idade dele, e ele respondeu que tinha 35 anos. Fiquei impressionada por não ver nenhuma ruga em seu rosto. Ele me contou que sempre usou filtro solar. Em 1986, ninguém usava filtro solar diariamente. Decidi que ia seguir seu exemplo. Uso religiosamente desde então. Acho que, para os meus quase 44 anos, estou muito bem!"

Olga, 43, designer, cidade de Nova York

"Lembra-se da vizinha de porta em *Quem vai ficar com Mary?* Ela existe. Toda vez que chego a um lugar de férias, vejo mulheres com peitos e rostos ressecados e envelhecidos, que sugerem que elas foram criadas por uma família de passas. E elas só têm 40 anos. Isso basta para que eu saia correndo para me cobrir de filtro solar."

Janice, 29, gerente de restaurante, San Diego

SE VOCÊ NÃO CONSEGUE
USAR FILTRO SOLAR...

É melhor ir a uma farmácia e comprar todos os cremes antirrugas. Estou sendo petulante, claro. Não há razão para não usar filtro solar, e usar bastante. Você ainda assim se bronzeará, mas poderá diminuir suas chances de ter câncer.

94 Faça as sobrancelhas

O arco perfeito leva tempo para aparecer, mas não muito. Não gaste mais tempo vivendo como uma esquisitona com sobrancelhas cerradas ou como um monstro com um lagarto na cara. Dê uma boa olhada em seu rosto e aja. As sobrancelhas de Brooke Shields em *A lagoa azul* só ficam bem nela.

Pegue um lápis e procure um espelho com boa iluminação. Apoie o lápis no lado esquerdo do seu nariz e arranque tudo acima dele e à direita do lápis. Agora coloque o lápis no lado direito e arranque aqueles pelos desgarrados à esquerda. Isso deve lhe dar duas sobrancelhas nitidamente definidas.

Em seguida, arranque debaixo de cada sobrancelha, seguindo o contorno e cortando com tesoura os pelos maiores – inclusive os mais claros. Nunca arranque nada acima da linha natural da sobrancelha. Se você achar difícil encontrar o formato certo, invista em um bom molde de sobrancelhas (disponível em qualquer boa loja de cosméticos ou na internet). O molde de sobrancelha deve ser colado sobre sua sobrancelha, você arranca ao redor e – *voilà*! – um formato de sobrancelha fabuloso. Uma mulher nova e renovada!

Enquanto estiver com a pinça na mão, verifique rapidamente o restante do rosto para ver se há pelos desnecessários. Aparecer em um encontro amoroso com pelos no queixo é absolutamente lamentável.

Verifique suas sobrancelhas uma vez por semana enquanto estiver se arrumando. Faço as minhas todos os sábados à noite. É uma maneira tranquila de começar a semana: passar condicionador nos cabelos, aplicar uma máscara facial, raspar as pernas, fazer as sobrancelhas... Começo a semana em perfeitas condições e pronta para o que vier.

Se o pelo é um pouco esparso, use o lápis de sobrancelha ou cogite até em pintá-las (faço isso quando vou sair de férias para poder parecer semidecente sem nenhuma maquiagem). Nunca use dois tons mais escuros do que a cor de seu cabelo, qualquer que seja a cor dele na época. Se escurecer demais, suas sobrancelhas ficarão bem delineadas, é verdade, mas você também parecerá dez anos mais velha.

NÃO SOU A ÚNICA...

"Sobrancelhas bem delineadas podem levantar os olhos, ampliar as maçãs do rosto e fazer você parecer arrumada.

Elas podem afinar seu rosto e fazê-la parecer mais jovem ·Faça as sobrancelhas sim!"

Katie, 29, terapeuta de beleza, Nashville

"Tirei demais minhas sobrancelhas quando adolescente e demorou anos para elas parecerem saudáveis novamente. Hoje em dia, realmente aprecio a diferença que uma boa limpeza nas sobrancelhas pode fazer no rosto. Agora que não preciso pintar sobrancelhas inexistentes, minhas amigas dizem que pareço mais jovem e delicada. Adoro isso!"

Kristen, 25, planejadora financeira, Boston

SE VOCÊ NÃO CONSEGUE FAZER SUAS SOBRANCELHAS...

Vá a uma loja de departamentos – lá, há quem as faça como parte da maquiagem, muitas vezes de graça. Mas tenha cuidado para que elas não tirem demais e a faça ficar parecida com elas. Seja firme. Fique de olho na pinça. As sobrancelhas nunca crescem como antes.

95 Encontre o batom vermelho perfeito

A definição de *glamour*? Um beicinho vermelho. Inquestionavelmente sensual e confiante, um rastilho de vermelho nos lábios esbanja estilo. Um sorriso carmesim manchado pode até sugerir ousadia. Toda mulher deve ter seu segredo de glamour

– ela só precisa encontrar o tom certo para acentuar sua cor de pele.

Se você tem pele clara, isso pode causar problemas, então experimente todos os tons que encontrar – em seus lábios e no dorso da mão – para obter o tom perfeito. Não é bom impressionar os olhares com uma bocarra vermelha, mas é muito bom parecer imaculada. E mantenha sua pele o mais impecável possível. Peça ajuda a uma vendedora bonita em sua loja favorita, ou experimente alguns tons e peça a opinião de uma amiga sincera.

Outras regras para encontrar o beicinho vermelho perfeito? Não se esqueça dos *primers* – não há nada pior do que lábios vermelhos borrados ou batom nos dentes. Aplique o *primer* nos lábios para manter seu batom no lugar desde o primeiro drinque até o final da noite. Depois, faça o contorno com um delineador de lábios, e depois use um pincel para aplicar o batom com precisão. Não tenha pressa (não se trata de um gloss transparente; e os erros podem ser vistos a quilômetros de distância), e use um espelho, mas não o espelho de um carro em movimento, madame. Não use um batom vermelho porque ficou inspirada por um vestido vermelho. É combinadinho demais. Lábios vermelhos combinam melhor com roupas escuras e sóbrias.

NÃO SOU A ÚNICA...

"Todas as vezes que uma mulher quiser se sentir bonita ou produzida, usará batom vermelho. Ela atrairá a atenção de todos quando entrar na sala. Mas ela não usa batom vermelho só para os homens – ela o faz também para si mesma, pois com ele se sente glamourosa. Não é uma aparência antiga; é uma aparência sofisticada."

Colleen, 24, editora de beleza, Cleveland

"Meu marido se apaixonou por mim no dia em que me viu usando batom vermelho. Bem, de qualquer forma, isso foi o que ele disse. Era nosso terceiro encontro, pensei que era porque havíamos começado a nos sentir à vontade um com o outro, a dar boas risadas e a cair na cama. Mas não. Ele diz que foi porque fiquei irresistível de beicinho escarlate!"

Jane, 32, contadora, Memphis

SE VOCÊ NÃO CONSEGUE ENCONTRAR O BATOM VERMELHO PERFEITO...

Desista – não podemos ser perfeitas em tudo. Vá até um balcão de maquiagem e peça dicas sobre a cor e a textura que combinam melhor com sua boca, pele e dentes. Alguns tons de púrpura podem fazer os dentes parecerem amarelos!

96 Use lentes de contato

Minha miopia começou a aumentar no momento em que deixei a universidade e comecei a trabalhar sentada diante de um computador o dia inteiro. Não me dei conta de imediato porque minha vida profissional se iniciou na mesma época que minhas noitadas de bebedeira em Londres. Ao pegar o metrô para casa, tarde da noite, eu lutava para ler a sinalização, a não ser que estivesse bem perto dela, mas pressupus que a culpa pela visão embaçada fosse do vinho. O aperto de olhos de bêbada à meia-noite continuou até que percebi que não conseguia ver televisão em noites tranquilas em casa.

Pelos dez anos seguintes, lutei com uma variedade de óculos que invariavelmente perdia, sentava em cima, esquecia ou ficavam arranhados no fundo de minha bolsa.

Se saísse de férias, tinha de escolher entre ver a paisagem ou proteger os olhos do sol (me recusava a usar óculos escuros com grau porque eram muito feios). Esquiar era um inferno – eles ficavam embaçados no momento em que eu chegava ao topo da montanha, e tinha de praticamente usar a intuição para descer a pista sem me quebrar toda (frequentemente me confundia com as direções e ia parar nas pistas azuis apavorantes em vez das verdes, para iniciantes, o que, para ser honesta, pode ter acelerado meu aprendizado!).

Mais tarde, eu disse basta e fiz o que minhas amigas adultas haviam feito anos atrás: comprei lentes de contato.

O oftalmologista não ficou impressionado com minha audácia. Eu esperava um sorriso de encorajamento e uma saudação carinhosa, um pirulito e uma estrela dourada. Ganhei uma solicitação grosseira sobre os detalhes do meu seguro de saúde e fui instruída a sentar em um banco na frente da geringonça para exame ocular. Não houve nada de espalhafatoso, apenas um exame rápido e uma lição de como colocar e tirar lentes sem espetar meu globo ocular (é muito mais fácil do que uma novata imaginaria). Sair da loja foi uma revelação. Eu enxergava! Na chuva, conseguia ver cores, rostos e anúncios, tudo sem a ameaça da fumaça. Por que, céus, por que não adotei aquelas pétalas de plástico antes? Fora apavorada e preguiçosa sem nenhuma razão. As lentes de contato realmente são fáceis de usar e cuidar – e, quando as coloco no início do dia, não me preocupo mais.

NÃO SOU A ÚNICA...

"Como uma dica de beleza, não usar óculos realmente ajuda a completar o visual. Eles podem aumentar o rosto e desviar os olhares da boa maquiagem ou das joias bonitas. As lentes dão mais liberdade e a ajudam a se sentir mais feminina."

Julie, 33, professora, cidade de Oklahoma

"Você precisa tomar cuidado para não ficar bêbada demais e esquecer-se de tirá-las, mas fora isso as lentes são libertadoras e fáceis de usar. Eu costumava apertar os olhos para ler placas e ver televisão e agora não preciso mais – e estou animada porque isso diminuirá minhas rugas também!"

Danielle, 36, caixa de banco, Los Angeles

SE VOCÊ NÃO PODE USAR
LENTES DE CONTATO...

Assegure-se de que os óculos que você usa combinam com o formato de seu rosto. Tenho um rosto quadrado e por anos cometi o erro de usar armações quadradas. Isso me transformava em uma Senhorita Bob Esponja Rosto Quadrado. Erro crasso.

Experimente dezenas de formatos e tamanhos e leve amigas confiáveis e honestas para a loja quando for esbanjar em um novo par de óculos.

97 pare de fumar

Eu realmente preciso explicar por que você deveria tomar essa decisão? Se as questões sérias de saúde não são suficientes para fazê-la largar essas varetas provocadoras de câncer para sempre, que tal isto: sua pele vai envelhecer tremendamente e sua boca vai enrugar e parecer como a bunda de um gato mais rápido do que a pele e a boca de suas amigas não fumantes; suas papilas gustativas murcharão e morrerão, e você não será mais capaz de realmente desfrutar de cada colherada de suflê de chocolate; vai perder o fôlego com mais facilidade durante o sexo; sua conta de lavanderia vai atingir a estratosfera quando você tentar erradicar aquele odor nojento de suas roupas; prejudicará sua fertilidade; e se uma mulher que fuma vinte cigarros por dia abandonar esse hábito, ela será capaz de comprar um par de sapatos Christian Louboutin após economizar por seis meses.

Já está procurando por um cinzeiro para apagar seu último cigarro?

Quando era adolescente, passei meus verões em programas de intercâmbio com uma família francesa. Fumei o primeiro cigarro quando tinha 14 anos, ouvindo Vanessa Paradis com uma garota gaulesa precocemente charmosa. Fumávamos Philip Morris Blue e bebíamos café puro. Sentia-me sofisticada e incrivelmente adulta. Os franceses fumam tão bem, sabe, em seus cafés perfumados e mal-iluminados à margem do Sena. As bicicletas ficam alinhadas do lado de fora, poodles descansam amarrados a grades e boinas descansam em ângulos vistosos sobre cabeças morenas enquanto os franceses conversam sobre Jean-Paul Sartre por entre nuvens de fumaça cinzenta.

Certo – isso tudo soa fabuloso, e se eu estivesse vivendo em um filme de Brigitte Bardot da década de 1950, talvez fosse factível. Porém, não estou, e nem você está, e temos de ser sensatas.

Parar de fumar será uma das coisas mais difíceis que você fará na vida. Meu pai viu o pai dele ter as duas pernas amputadas por causa de doenças relacionadas ao fumo e mesmo assim continuou fumando. Ele só parou quando teve um ataque cardíaco e o médico lhe disse que morreria se não parasse. Àquela altura, ele fizera um transplante de três válvulas e passara um ano miserável, apavorando minha mãe. Não espere até que isso lhe aconteça.

Procure seu médico e se aconselhe sobre como parar. Procure os grupos de apoio. Tente até hipnose – funcionou para muitas de minhas amigas. Investigue sobre adesivos, injeções e chicletes. Qualquer coisa é melhor do que continuar fumando.

Cuide-se durante essa época difícil de parar de fumar. Para cada dia sem cigarro, dê-se um presente (um sorvete, uma revista, vá para a cama mais cedo, tome um banho de banheira). Convoque os entes queridos para a apoiarem. Nas horas mais difíceis, quando quiser pegar aquele pacote mortal, peça a seu companheiro para acabar com seu estresse fazendo uma massagem em seus pés.

E durma profundamente sabendo que você está superando o maior desafio de saúde que já enfrentou.

NÃO SOU A ÚNICA...

"Não foi difícil parar. Fiquei com uma tosse terrível durante dez dias e isso facilitou. Minha pele está muito melhor, e agora sinto o gosto dos alimentos novamente. Sempre namorei, e ainda namoro, *bad boys* que fumam, mas não cedi e eles gostam de mim por causa disso. Minha capacidade pulmonar melhorou muito, assim como minha respiração, que é muito importante para meu trabalho."

Amme, 34, instrutora de ioga, Tulum, México

"Meu pai trabalhou na indústria de tabaco, antes de sabermos tanto sobre seus efeitos, e ele agora está muito triste por ter ganhado dinheiro dessa forma, sobretudo porque a mãe dele morreu de enfisema. Sempre sofri de bronquite, então, há cerca de dois anos, decidi parar de fumar. Foi muito difícil – sobretudo durante as épocas estressantes no trabalho –, mas, quando sentia a ânsia, visualizava meus pulmões ficando pretos e parando de funcionar. Se penso em fumar agora, me sinto enjoada. Nunca mais peguei um cigarro."

Grace, 39, escritora autônoma, Omaha, Nebraska

SE VOCÊ NÃO CONSEGUE PARAR DE FUMAR...

Você é burra. E não ouse lançar mão do argumento "mas vou engordar". Aqui estão suas opções: uma bunda minúscula deitada prematuramente em um caixão, ou uma bunda ligeiramente maior gozando a vida. Você escolhe. Ah, a propósito, embora os homens em filmes pornôs possam não se importar com as mulheres que fumam, na vida real, 92% deles não querem que uma fumante seja a mãe de seus filhos. Aguente firme!

98 Volte à cor de cabelo de sua infância

Um dos cabeleireiros mais famosos do mundo disse uma vez para mim: "Querida, lembre qual era a cor de seu cabelo quando você era uma garota em formação aos 10 anos de idade e fique com ela!" Ele me aconselhou sabiamente a escolher um tom que permitisse à minha pele brilhar com sedução juvenil – mas nada chocante demais – e permitisse, a mim, fantasiar que ainda tinha 21 anos.

Essa é uma boa regra para não esquecer. Aos 10 anos, eu era naturalmente loura. Agora, aos 32, sou uma loura falsa que precisa fazer luzes para trazer de volta a auréola dourada de antigamente. Mas isso combina comigo. Combina com meu tom de pele, com minha cor de olhos e – isso soa maluco? – minha ideia de quem sou.

Marrom-claro não sou eu, e cabelos grisalhos certamente não combinam com meus planos de vida. Então, a cada três meses, pago satisfeita para um profissional clarear, alourar, cobrir e aperfeiçoar minhas madeixas. Agora, três tons mais claro do que meu louro atual de água de máquina de lavar louça, meu cabelo voltou a sua ex-glória da infância.

Todas nós tivemos amigas que enlouqueceram e experimentaram mechas azuis ou um penteado rosa saído direto de *Grease – Nos tempos da brilhantina*. Porém, você alguma vez as achou bonitas? Você pode ter pensado que elas eram corajosas, ou ousadas, ou legais (uma maneira de ser Ally Sheedy em *Clube dos cinco*), mas bonitas? Nunca!

Todas nós ficamos tentadas a ser uma pessoa nova de vez em quando – a apimentar e tentar algo que nos fará sentir diferentes. É aí que entram as perucas e os apliques de cabelo Estes últimos parecem reais e não são muito caros.

Uma pintura radical, ao contrário, não apenas danifica o cabelo, mas também leva anos para sair. Pense em todas as fotografias de férias e retratos de família que você arruinará enquanto estiver desejando que o trauma do cabelo termine.

Enlouqueci uma vez com uma tinta de cabelo. Tinha 18 anos e padecia de insolação quando uma amiga me deu água oxigenada em um frasco com pulverizador. Parecia tão fácil. Eu podia ter a cor de cabelo da Madonna no vídeo "True Blue", em vez da variedade natural tingida pelo sol. Algumas borrifadas e três horas de sol mais tarde, meu cabelo estava tão louro que era quase verde... e passou de macio e forte para uma confusão intrincada que dava a impressão de que quebraria e cairia a qualquer momento. O cabelo estava em mau estado, e as raízes, pior ainda. Até hoje me arrependo desse dia.

No entanto, com meu cabelo agora tão dourado e brilhoso como antigamente, me sinto mais radiante, bonita e sedutora. Seja loura, morena ou ruiva, a natureza lhe deu a cor perfeita quando você era muito jovem para apreciá-la Enquanto ainda tem tempo para sentar na cadeira da colorista (e depois ir para debaixo do aparelho infravermelho, depois lavar e depois voltar para debaixo do aparelho e assim por diante) vá ao salão e observe seu cabelo e sua atitude – ser restaurado à sua exuberância juvenil.

NÃO SOU A ÚNICA...

"Sou ruiva. Quando era criança, me chamavam de 'bichinho de cenoura' e zombavam de mim por causa de minha pele branca e minhas sardas, mas justo quando estava me conformando com minha aparência e percebendo que nem todas precisavam ser louras e estar bronzeadas para serem lindas, meu cabelo começou a perder a cor. Passou de vermelho a um tipo de castanho-avermelhado. O brilho desbotou para um fosco insípido. Bem, eu não estava disposta a aceitar essa situação. Descobri uma tinta vegetal que restabeleceu minha fogosidade brilhante, e adoro isso."

Claire, 33,
bancária, Londres

"Meu cabelo louro seguiu a trajetória típica de se tornar louro-sujo na adolescência e depois castanho-claro no fim da faculdade. No início e meados dos meus 20 anos, gastei toneladas de dinheiro em luzes louras lindas, e meu cabelo parecia tão dourado e glorioso quanto era no ginásio. Com quase 30 anos, no entanto, eu vivia no exterior e decidi que era incômodo demais tentar encontrar um colorista de gabarito – imaginei que podia me acostumar com meu cabelo castanho-claro e talvez até gostar dele. Errado! Um ano depois, refiz as luzes, e que ano mais desbotado foi aquele."

Michelle, 32,
farmacêutica, Filadélfia

SE VOCÊ NÃO CONSEGUE (OK, NÃO QUER) VOLTAR À COR QUE SEU CABELO TINHA NA INFÂNCIA...

Se você vai escolher outra cor, lembre-se de fazer uma mudança drástica *somente no conforto de um salão confiável*. Se você não vai permanecer com a cor que a natureza lhe deu quando era criança, nunca, mas nunca, pegue uma tinta de supermercado e a despeje sobre sua cabeça no banheiro. A primeira vez que for tentar algo radical, você precisará de alguém com um bom olho que lhe dirá a verdade. Não decida simplesmente pintar seu cabelo de preto-azeviche – pense em como isso funcionará em contraste com a cor de sua pele e com seu guarda-roupa.

99 Aprenda a ter uma boa noite de sono

Não há nada – e digo nada – mais divino do que escapar para o reino dourado do sono. Adoro aquele sentimento de que seu corpo está física e mentalmente unido no desejo por sonhos gostosos e a cabeça flutua alguns minutos após tocar no travesseiro.

Entretanto, dormir bem não é fácil. Quando criança, você não gostava de ser mandada para a cama por medo de perder as conversas excitantes dos adultos e os programas mais picantes da televisão. Então, lutava muito para não dormir. Quando adolescente, você preferia se divertir a noite inteira. E dormir o dia todo. Só percebemos o valor de um bom sono quando atingimos a idade adulta – e é aí que fica difícil obtê-lo.

Eu me torno uma senhora irritada sem minhas oito horas completas de sono; logo, tenho uma fórmula campeã para assegurar uma boa noite de descanso.

Não beba cafeína após as duas da tarde.

Não faça exercícios (exceto se for ioga) após as oito da noite.

Transforme seu quarto em um ambiente tranquilo, sem trabalho – isso significa nada de televisão ou computador. Invista numa cama cara (vale o gasto, assim como em um bom colchão).

Coloque uma luz suave bem perto da cama, que possa ser desligada só com um braço.

Mantenha o quarto numa temperatura entre 22 e 23 graus; essa é a temperatura ideal para dormir.

E se você se sente tensa ou estressada à noite, reserve algum tempo antes de deitar para tomar um banho quente com óleo de lavanda, e para beber chá de camomila.

A ida para a terra dos sonhos tornou-se um prazer para mim por causa desse regime pré-leito. Quando ganho pijamas novos e meias de caxemira no Natal (elas estão sempre na minha lista de presentes para o Papai Noel), fica melhor ainda. É a glória!

Zzzzzzzzzzzzzzzz... Sua pele e alma lhe agradecerão.

NÃO SOU A ÚNICA...

"Um bom descanso não faz apenas você se sentir bem, ele é absolutamente necessário para se ter uma boa memória, recuperar as células danificadas do corpo e melhorar a concentração. A falta de um sono bom e de qualidade aumenta o risco de se desenvolver diabetes, obesidade e infecções. Que desculpa melhor existe para você se enfiar embaixo das cobertas?"

Sandra, 32, assistente de varejo, Columbus, Ohio

"Eu costumava me sentir culpada pela necessidade imensa de ter de hibernar durante o inverno. Minhas amigas me convidavam para sair e eu dizia que não. Paro de levantar cedo para ir à academia e me torno uma reclusa por alguns meses. Porém, essa é a forma que meu corpo tem de dizer para eu desacelerar. Hoje, sei como é importante descansar – tão importante quanto se exercitar. Parei de me sentir culpada e aceitei minha sonolência."

Jessica, 29, executiva de publicidade, Los Angeles

SE VOCÊ NÃO CONSEGUE APRENDER A TER UMA BOA NOITE DE SONO...

Provavelmente há um problema maior com o qual você precisa lidar. Medos surgem à noite, e preocupações e estresse podem mantê-la acordada. Quais são os grandes problemas de sua vida? Por quais grandes mudanças você está passando? Resolva-as e muito provavelmente seus problemas de insônia também terminarão.

100 Alongue os cílios

Se existe um embelezador instantâneo que vale o que custa é o alongamento de cílios. Eles revolucionaram meus olhos – e ei, minha vida! São caros, mas valem cada centavo. Você passará de uma garota bonita normal a uma deusa de Hollywood em um piscar de olhos.

Deixe-me explicar o processo: você vai a uma esteticista e deita em uma cama de massagem por duas horas enquanto cílios falsos, um por um, são colados sobre os seus verdadeiros. Não pense que eles são iguais àqueles cílios grossos que você comprava na drogaria na época do ensino médio. Eles parecem naturais. Na verdade, uma vez aplicados, você parecerá a mesma, só que um pouquinho melhor – e a melhor parte é que as pessoas não serão capazes de dizer por quê. Eles parecem naturais, então você não parecerá uma travesti durante o dia, e duram cerca de dois meses.

Descobri essas tirinhas pretas de paraíso há um ano. Era o auge do verão, e eu me sentia um pouco desleixada. Porém, sabia que precisava passear. Marquei uma viagem para a Espanha, comprei um guarda-roupa novo e então uma escritora de beleza fabulosamente bem-informada me contou sobre esses cílios. Ela me deu uma piscada, e eu não conseguia acreditar. Sempre achei que ela fora abençoada com cílios de Bambi, mas não – e ela estava compartilhando seu segredo comigo.

Fui para a Espanha uma nova mulher. Flertar se tornou mais fácil porque sabia que meus olhos mais escuros permaneceriam sedutores a noite inteira – não precisava me preocupar com rímel ou sombra escorrendo pelo rosto após algumas taças de sangria e uma dança flamenca em ritmo acelerado na boate da cidade.

E eles resistiram ao mar, ao sol e à areia. Nadei nua no oceano à meia-noite, e eles permaneceram lá. Joguei voleibol na piscina, e nenhum caiu. Na verdade, as fotografias de férias durante o dia eram normalmente algo a ser evitado a todo custo, porém, meus cílios novos acrescentaram um elemento ao meu rosto inteiro que me fez parecer fabulosa mesmo sem nenhuma maquiagem!

Eles custam caro (US$ 200 em média) e precisam ser reaplicados a cada oito semanas, mas a maquiagem se torna dispensável, sua confiança aumenta e seus olhos parecerão incríveis. Quem não deseja isso?

NÃO SOU A ÚNICA...

"Todas as mulheres que conheço, de minhas colegas à minha mãe, são viciadas em alongamento de cílios agora. É um pouco penoso tê-los aplicados, e seus olhos coçam um pouco depois, mas o efeito vale a pena. Afinal, beleza significa sacrifício."

Holly, 35, editora de beleza, cidade de Nova York

"Quando planejava meu casamento, queria muito parecer sofisticada e elegante. Vivien Leigh foi minha inspiração, e reparei que ela era dona de cílios espetaculares. Não tendo nascido naturalmente abençoada, procurei um salão de beleza perto de casa para tentar a última invenção – alongamento de cílios. A diferença foi sutil, porém deslumbrante, e eles duraram toda a lua de mel. O único problema agora é que fiquei viciada. Acho que meu marido esqueceu que não sou naturalmente assim, então estou tendo de pagar um preço alto para manter a ilusão dele!"

Claire, 33, gerente de banco, Londres

SE VOCÊ NÃO PODE ALONGAR
OS CÍLIOS...

Invista em um rímel excelente, fortificante, alongador e triplicador. Há uma variedade deles no mercado agora, os quais podem exagerar seu olhar com duas camadas. Preto é o mais dramático, mas marrom ou cinza parecem mais naturais nas pessoas mais claras. O lado ruim é que o rímel por vezes fica acumulado e borrado, além da necessidade de removê-lo todas as noites, mas é sem dúvida mais barato do que fazer o alongamento e está disponível em todas as farmácias do país.

101 Peça a uma profissional para fazer sua maquiagem

Todas nós queremos parecer maravilhosas, mas, às vezes, caímos na rotina. Sei que isso acontece comigo. Recentemente, encontrei um amigo que não via desde a faculdade, e ele comentou que eu não mudara nada. A princípio, pensei que isso era maravilhoso (me orgulho de minha testa quase sem rugas), mas depois fiquei pensando: de fato, tenho o mesmo corte de cabelo, estilo e rotina de maquiagem de quando tinha 19 anos. Não aprendi nada sobre me tornar sofisticada aos 30 e poucos? O aumento em meu salário não foi correspondido por um aumento no glamour?

A coisa mais fácil de remediar foi a maquiagem. Uma boa maquiagem está facilmente disponível em qualquer boa loja de departamentos ou shopping, e as mudanças recomendadas não a levarão à falência.

Por que você contrataria uma profissional? Bem, o trabalho dela é olhar para rostos. Ela passa o dia inteiro observando formatos, falhas, o que merece ser destacado e como fazê-lo. Ela também conhece os segredos das cores e da camuflagem.

É ilusório pensar que somos objetivas na visão que temos de nós mesmas. Sentimo-nos feias quando estamos de ressaca; ardentes quando acabamos de fazer sexo; pálidas após ir dormir tarde. Pedir a uma profissional para olhar para seu rosto e analisar sua necessaire e rotina de maquiagem lhe dará a oportunidade de descartar hábitos ruins e começar do zero – com uma coleção de produtos, ferramentas e ideias apropriadas à nova você, e elas não serão difíceis de manter.

NÃO SOU A ÚNICA...

"Tenho um rosto tragicamente quadrado, e pensei que não havia nada a ser feito a esse respeito a não ser atacar meus maxilares com uma faca. Uma maquiadora amiga de uma amiga minha se ofereceu para me ajudar, e me deu ótimas dicas de como sombrear as áreas de meu rosto de que eu não gostava, a fim de amenizá-las. Sinto-me muito mais confiante hoje em dia."

Morgan, 24, recepcionista, cidade de Nova York

"Sempre encontrei inspiração nas revistas e na aparência das celebridades no tapete vermelho, mas nunca soube como implementá-la. Uma sessão com uma maquiadora profissional me ensinou os segredos das estrelas – e a como não exagerar na maquiagem. Quero parecer uma versão melhorada de mim mesma e agora sei como fazer isso."

Tracy, 32, técnica de informática, Dallas

SE VOCÊ NÁO PODE PEDIR A UMA PROFISSIONAL PARA FAZER SUA MAQUIAGEM...

Devore as páginas de beleza de suas revistas favoritas. Recorte e guarde algumas ideias, estilos, dicas e produtos que acha que combinam com você, seu formato de rosto e seu estilo de vida.

Este livro foi composto na tipologia Adobe Garamond Pro,
em corpo 11,5/15,2, e impresso em papel off-white 80g/m²,
no Sistema Cameron da Divisão Gráfica
da Distribuidora Record.